MCS 認知症の発症リスクがわかる

# 認知症にかかりにくい人・かかりやすい人の習慣

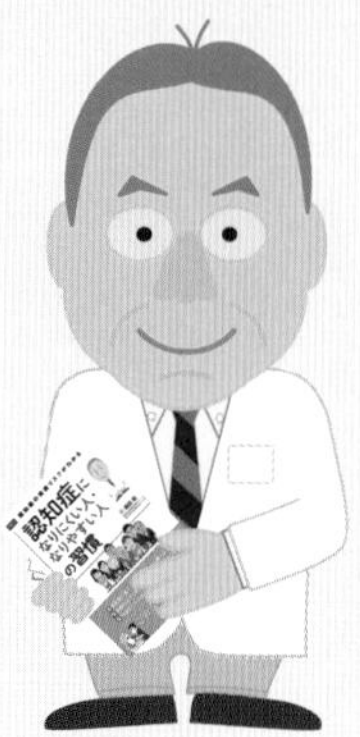


㊔ 長田 乾

横浜総合病院臨床研究センター長

横浜市認知症疾患医療センター長

## はじめに

# 人生100年時代の認知症対策は まずは生活習慣の見直しから

現在、日本をはじめ世界の国々で高齢化が問題になっています。日本は2007年に超高齢社会(高齢化率21%)を迎えて以来、長寿国のトップを走り続けています。100歳以上の高齢者はすでに全国で9万人を超え「人生100年時代」という言葉は現実的なものになり、政府もそれを見据えた経済社会システムの構築に乗り出しています。

日本人の寿命が伸びることで叫ばれているのが、実際の寿命(平均余命)と、健康でいられる期間である健康寿命の差をいかに縮めるかということ。要介護になることなく最期を迎えるのが多くの人の望みでしょう。

高齢になるとがんや循環器系、運動器系などさまざまな病気のリスクが高まるのと同じように、認知症を発症するリスクも高まります。加齢は認知症のリスクの最大な要因といっても過言ではありません。これだけ高齢人口が増えれば、それに伴い認知症を患う人も増えるというわけです。

しかし認知症には、なりにくい人となりやすい人が存在するのは事実です。米国の修道女研究で報告されたシスター・

メアリーは、死後の病理解剖では、脳に明らかなアルツハイマー病の病理所見が多く存在しましたが、101歳で亡くなるまで頭脳明晰で認知機能は正常に保たれていました。脳梗塞の合併がなかったことや知的で規則正しい生活を続けたことなどが、認知機能が維持された秘訣ではないかと考えられています。すなわち、遺伝的な要因も多少あるとはいえ、認知症発症リスクの多くは生活習慣に負うところが大きいのです。

認知機能低下に対する抵抗力を「認知予備能」（→P13）と呼び、失われた神経細胞の働きを補完するため、脳内で新たなネットワークを築くなどして、認知機能低下に抵抗していきます。もともと体に備わったものもありますが、生活習慣やライフスタイルによって認知機能低下を防御する因子があるのです。これを伸ばすことで、認知症発症を遅らせることができると考えられています。運動習慣や血圧・血糖値管理など生活習慣病への対策も、そのまま認知症予防にもなります。

本書では、認知症になりにくい人となりやすい人の生活習慣を取り上げ、一つひとつ詳しく説明しています。それぞれの違いを知ることで、自分や親がいつか発症してしまうかもしれない認知症に備える助けとなることを望んでいます。

初期のアルツハイマー病の進行を遅らせる効果が期待される新薬の承認が間近に迫っていますが(→P32)、こうした薬剤が一般的に処方されるようになるまでにはまだ時間がかかりそうです。それまでの間、自力で認知症予防に努めていきましょう。

朝田 隆

今日から始める認知症対策
認知症になりにくい人、なりやすい人

# 目次

contents



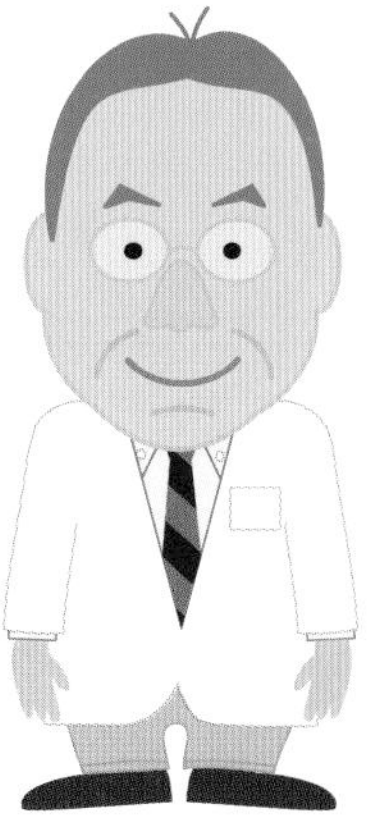

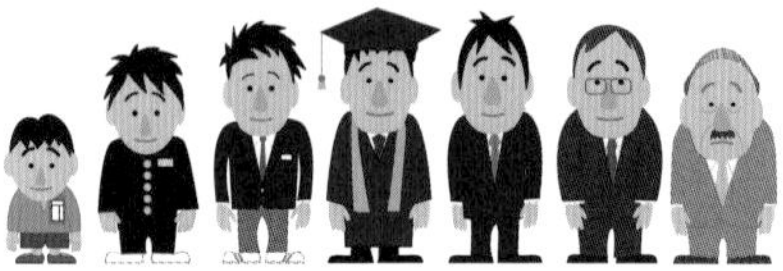



## 第2章 認知症と体

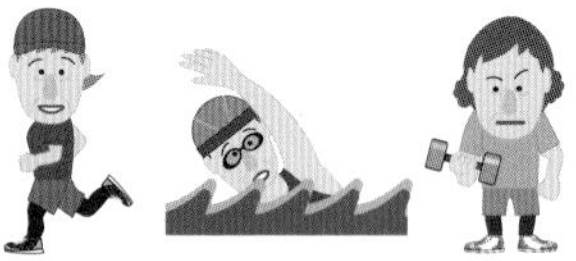

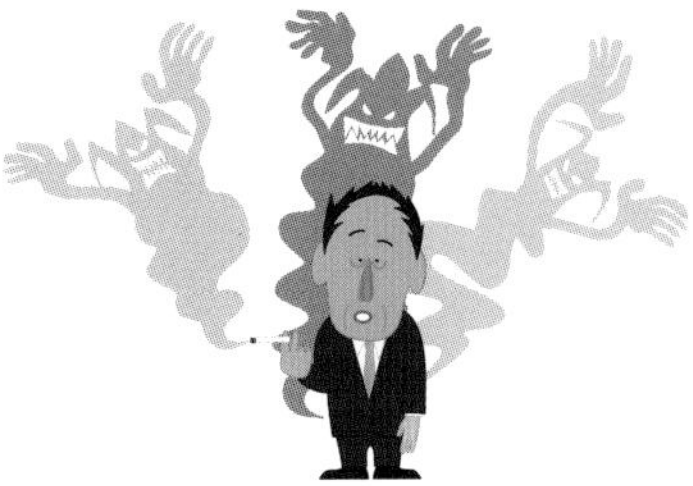

第3章

## 認知症と生活習慣

第4章

# 認知症とコミュニケーション

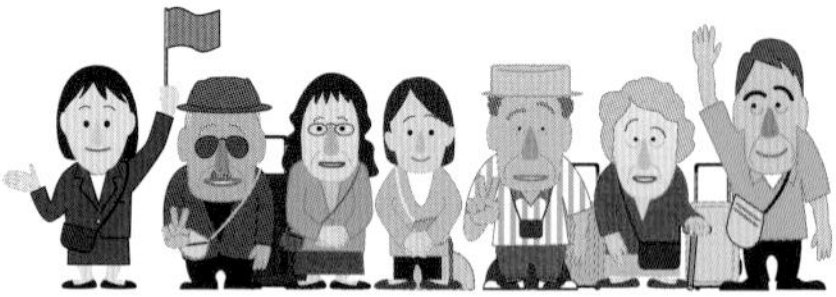

第5章

# 認知症5つのパターン

イラスト／長田 乾
装丁・本文デザイン／五十嵐直樹（ダイアートプランニング）
編集協力／松本紀子・吉田 香（オフィス朔）
弘中ミエ子（ガーリックプランナーズ）
校正／ボーテンアサセくりみ
企画編集／藤原蓉子

# 序章

# 認知症になりにくい人となりやすい人

両者には、どんな違いがあるのでしょう?

認知症予防の最前線！

# 注目の「認知予備能」

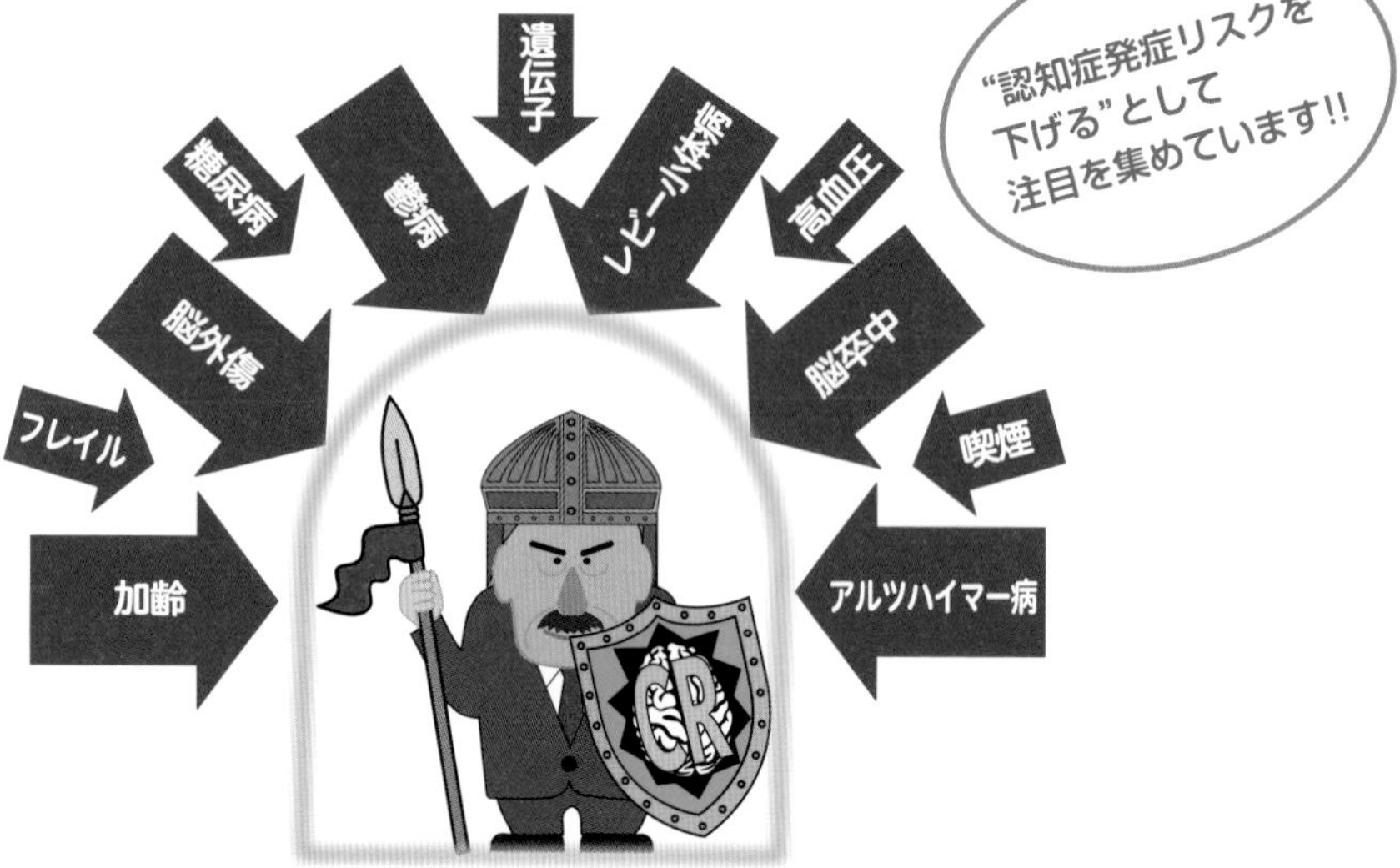
"認知症発症リスクを下げる"として注目を集めています!!
遺伝子
鬱病
糖尿病
脳外傷
フレイル
加齢
レビー小体病
高血圧
脳卒中
喫煙
アルツハイマー病
CR

## アミロイドβ（ベータ）が溜まっていても認知症にならない不思議

認知症にはさまざまな原因疾患（→P87）があります。そのうちの7割近くを占めるのが、アルツハイマー病。これは脳の中にアミロイドβという蛋白質が溜まることで引き起こされます。通常は適宜排出されるアミロイドβなのですが、沈着することで脳細胞を死滅させ、脳が萎縮して認知症へと進みます。

ところが、画像診断でこのアミロイドβが脳内に蓄積されているにもかかわらず、認知症を発症していない人が約30％もいることが明らかになっています。

発症しない人たちは、認知機能の低下にあらがう力を備えていると考えられており、その能力や特性を「認知予備能」といいます。ア

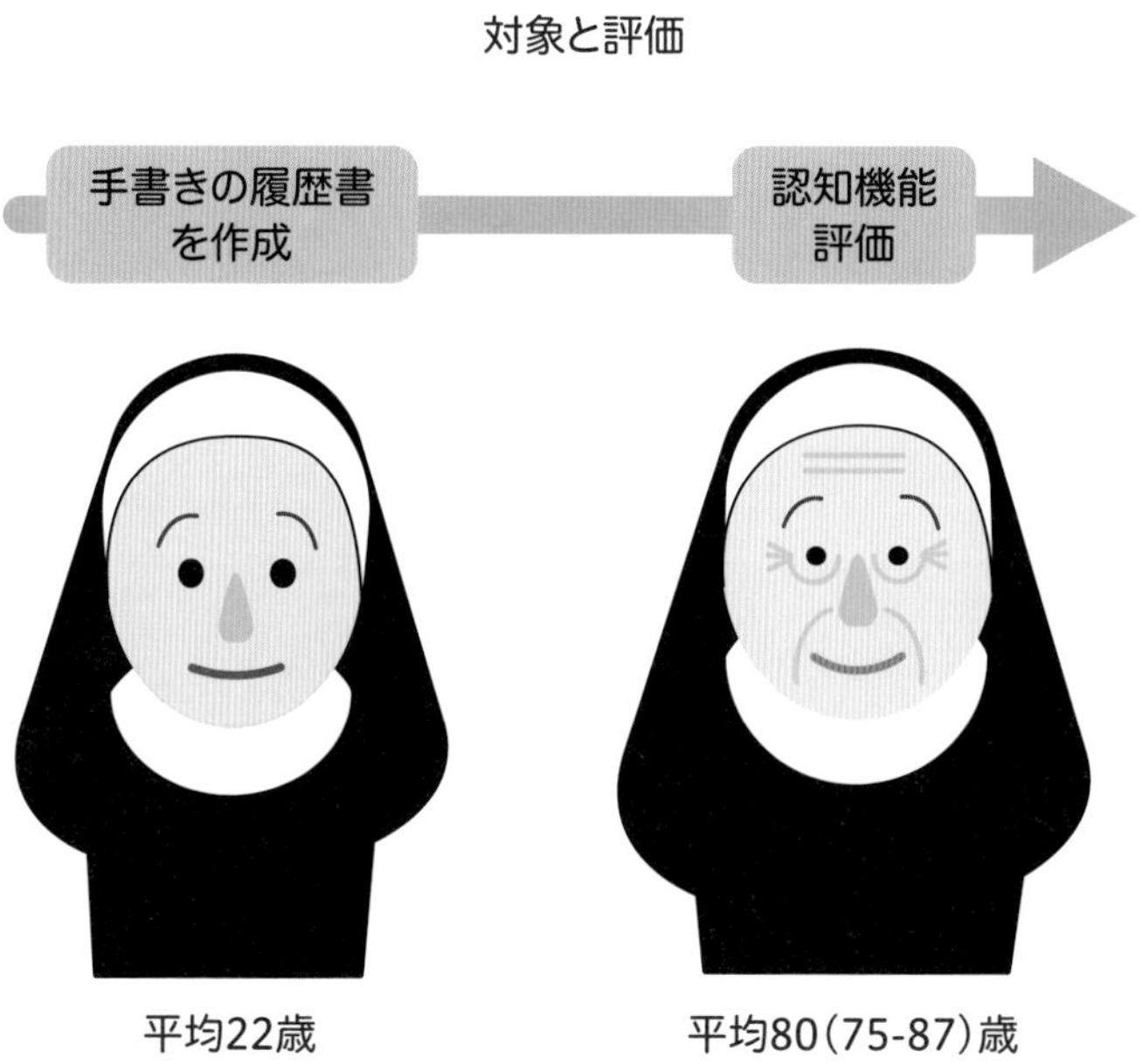
対象と評価
手書きの履歴書を作成
認知機能評価
平均22歳
平均80(75-87)歳

The Nun Study

Snowdon DA el al:JAMA 275:528-532,1996より作図

ルツハイマー病だけでなく、加齢や脳卒中、レビー小体病、脳外傷などの危険因子から認知機能を守る存在といえます。

## 認知予備能は若い時期に形成される？

ある研究機関がアメリカ・ケンタッキー州で93人の修道女を対象に行った研究をご紹介します。それは、修道女が若い頃(平均22歳)に手書きした履歴書の内容と、現在(75〜87歳)の認知機能評価(MMSE＝認知機能を客観的に評価するテスト)を比較したものです(上の図)。その結果、認知機能に影響を及ぼしていたのは、年齢や教育歴よりも、当時の履歴書に書かれた文章の「発想の豊かさ」と「文法の複雑さ」であることがわかりました(左の図)。つまり、若い頃の言語能力が、高齢になってからの認知機能に影響を及ぼすと

MMSE総点に影響を及ぼす要因

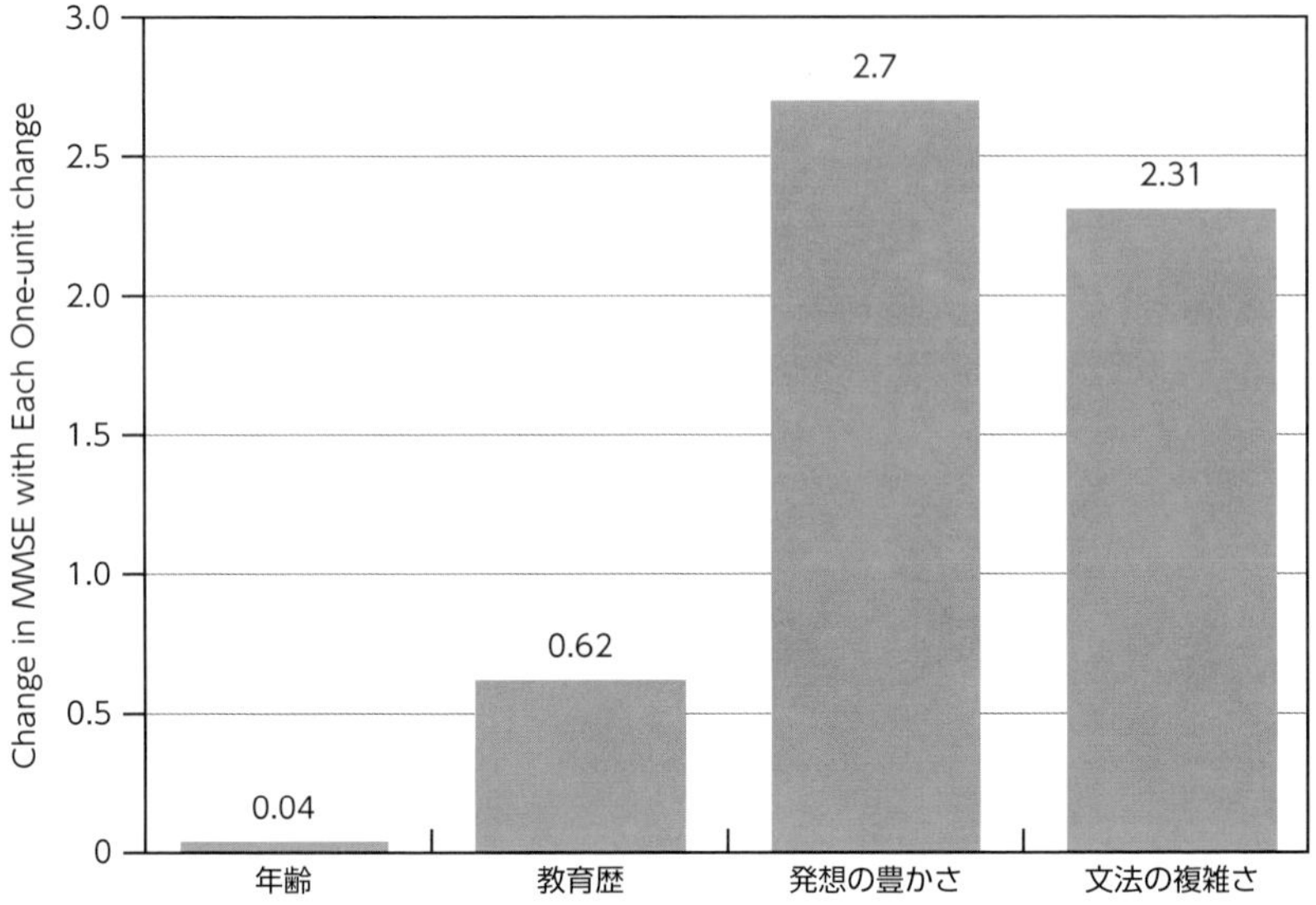


**The Nun Study**

Snowdon DA et al:JAMA 275:528-532,1996より作図

いうわけです。

認知機能の中でも、計算能力や知覚速度は加齢に伴い落ちていきますが、言語能力は高齢になっても保たれることがわかっています。昔話が得意で語彙が豊富な高齢者がいるのはこのためです。

若い頃の賢さが影響しているなら、もう手遅れと悲観的になる必要はありません。

「認知予備能」は、脳の重量や頭の大きさ（→P20）、シナプスの数などのハードウエア的・受動的予備能と、教育年数（→P22）や退職年齢（→P66）など後天的なソフトウエア的・能動的予備能に大別されます。

ハードウエアの取り替えはできませんが、ソフトウエアは努力次第で身につけることができるかもしれず、伸び代が期待できるところです。

認知機能低下に対する促進因子と防御因子

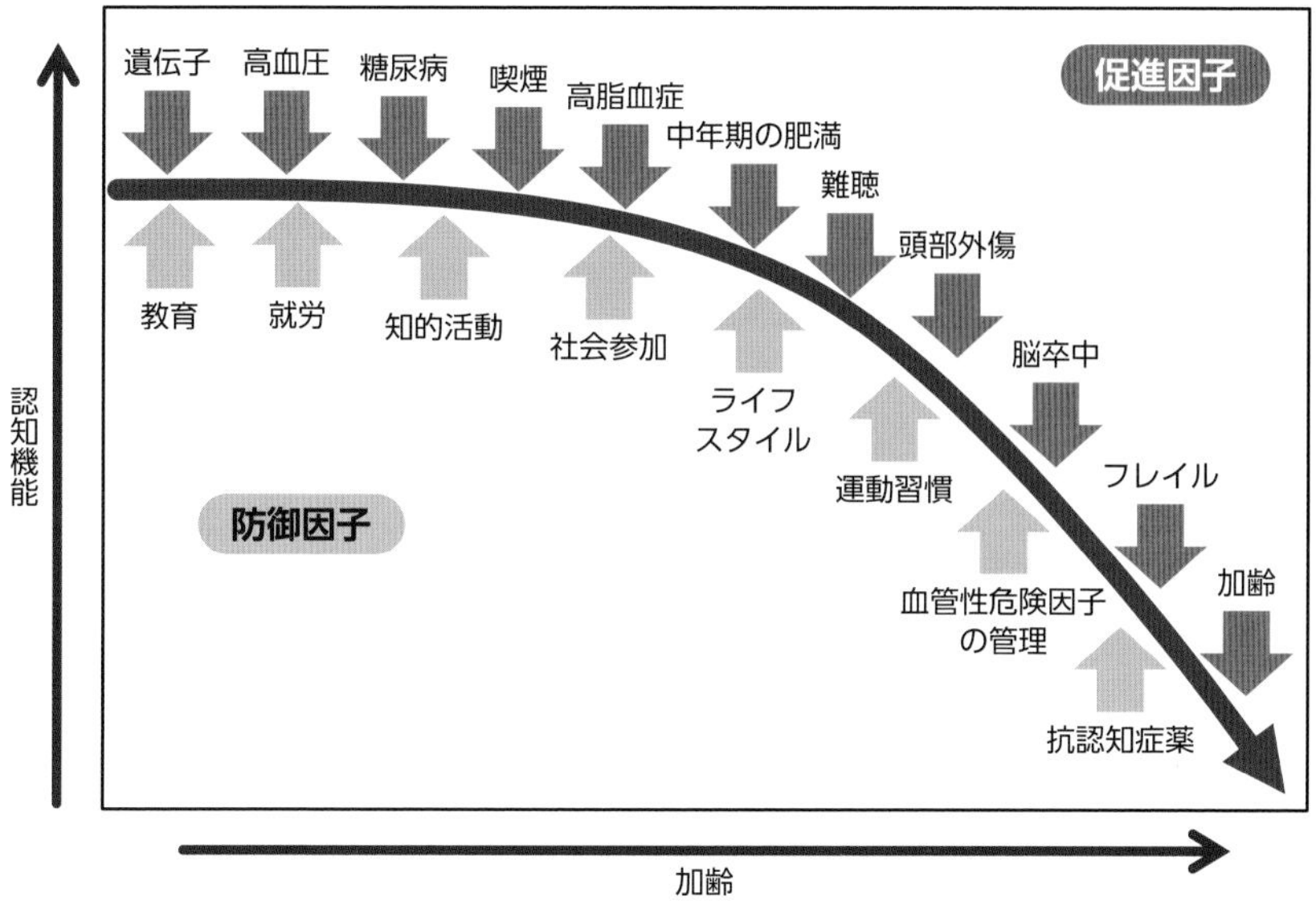


## 認知機能低下を促進する因子と持ちこたえるために防御する因子

高齢になると、忘れ物が増えたり、人の名前が思い出せなくなったりします。これは加齢による認知機能の低下で、誰にでも起こります。朝食に何を食べたか思い出せないことなどは、よくある出来事です。

しかし、認知症による物忘れは、何を食べたかではなく、朝食を食べたかどうかを忘れてしまいます。同様に、5分前に話したことを忘れて同じ話を繰り返すことがあります。

上の図のように認知機能はさまざまな促進因子によって加齢とともに低下していきますが、予防できるものがたくさんあります。また、防御する因子を伸ばしていくことで、認知症を遠ざけることにもつながります。

## 健康寿命に影響を及ぼす生活要因

※健康寿命：要介護2以上でない期間

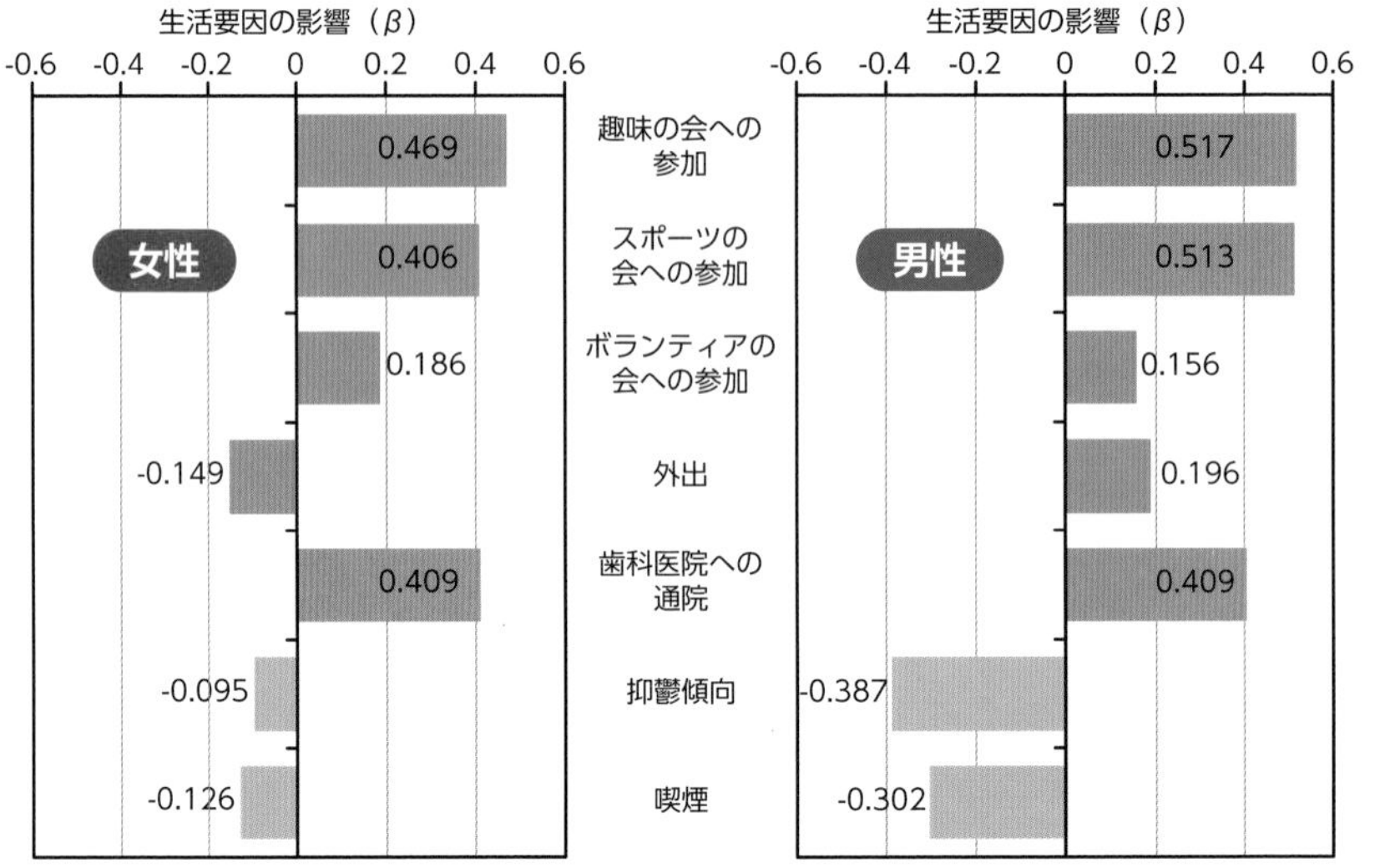


細川陸也 他:厚生の指標　67（7）:31-39,2020より作図

高齢になっても仕事を続けること、ボランティアなど社会活動に参加すること、運動習慣を持つことなど、できることはたくさんあります。

### 促進因子の予防に努め積極的に認知症を防御！

認知症をもたらす要因には、加齢などいかんともし難いものがある一方で、予防可能な要因が35%もあります。

例えば中年期の肥満（→P42）は、メタボリックシンドロームを引き起こして認知症発症のリスクになりますが、高齢になると痩せている人より肥満の人のほうが、認知症リスクは下がります。中年期には太りすぎに注意をし、高齢になったらしっかり食べて体重を維持するほうがよいというわけです。

平均寿命と健康寿命

※健康寿命：要介護2以上でない期間

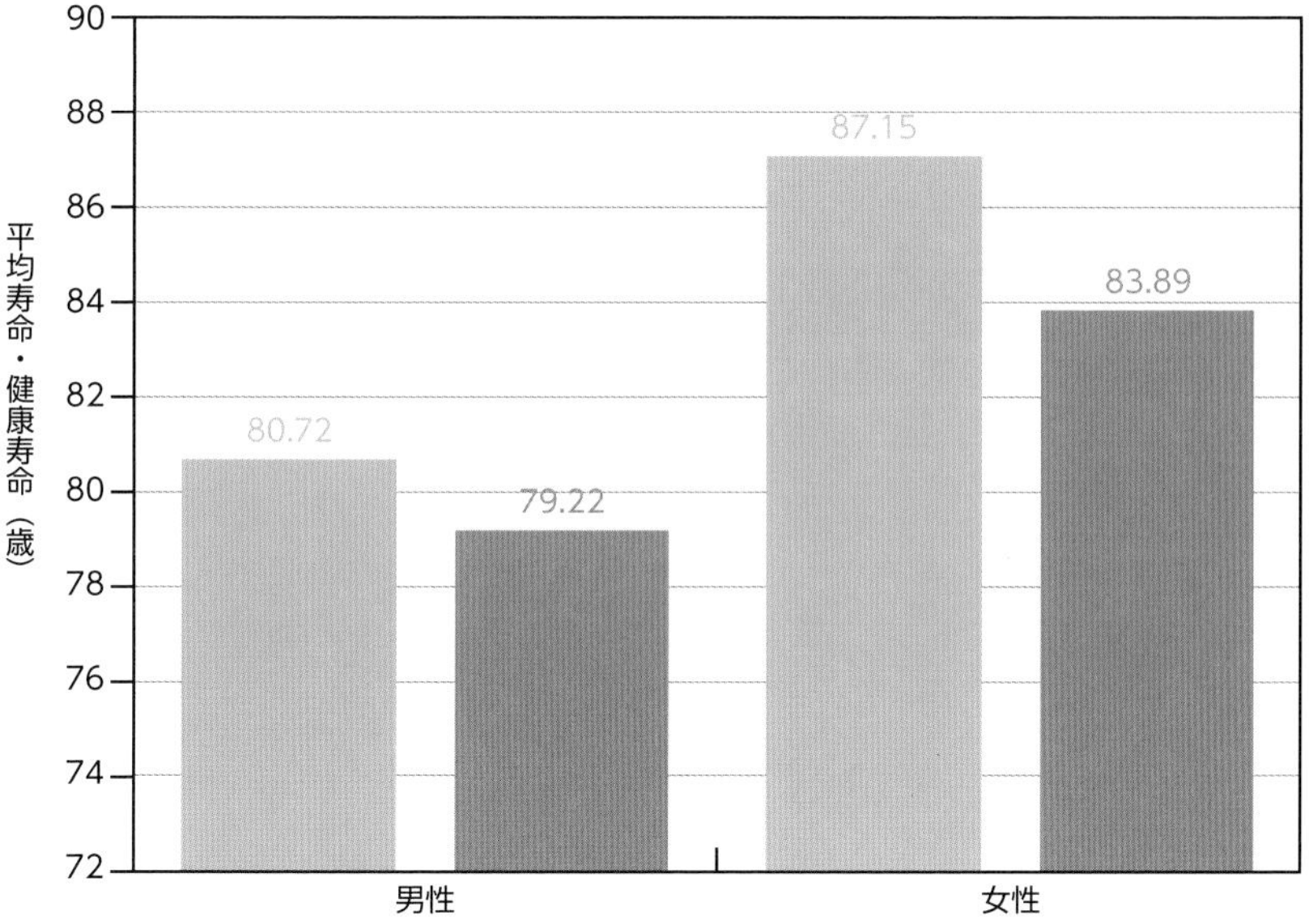


細川陸也 他:厚生の指標　67（7）:31-39,2020より作図

このほかにも、高血圧や糖尿病、難聴、喫煙、運動不足、社会的孤立など認知症を引き起こす要因として挙げられていますが、いずれも予防が可能。この後の本書内で詳しく解説していきます。

ただし、「認知予備能」が高い人は認知症と診断された後に一気に症状が加速することが少なくありません。これは、教育歴の長い人の場合、語彙が豊富で言語記憶も優れていることが多く、MMSEなどの評価が高得点となり、初期段階では認知症と判定されにくく、進行してから診断されることが多いためです。

とはいえ「認知予備能」を高める努力は、より健康で、生き生きとしたシニアライフを送るための糧にもなります。近年啓蒙されている「平均寿命と健康寿命の差」（上の図）を縮めることにもつながるでしょう。

# 本書の読みかた

序章で認知予備能を理解します

↓

各章ごとに1見開き単位でケース紹介

認知症リスクを軽減するデータや習慣を紹介しています

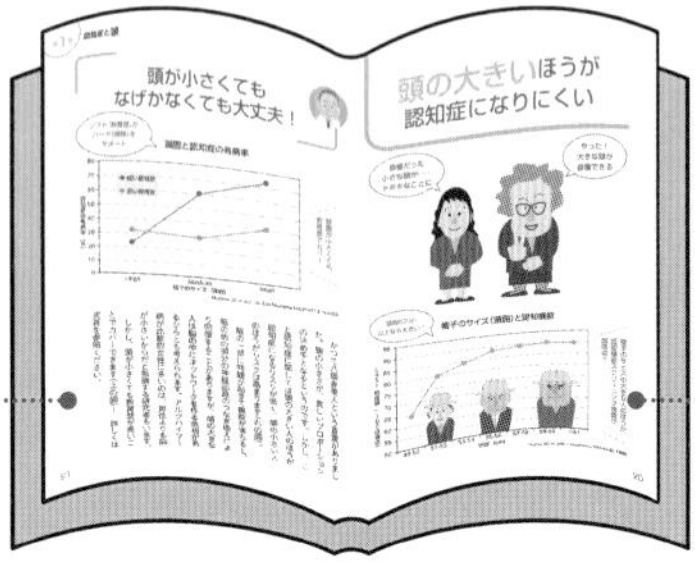
頭が小さくても
なげかなくても大丈夫！
頭の大きいほうが
認知症になりにくい

どのようなケースが認知症になりにくいのかを、データと共に紹介しています

↓ 各章を読み進めると……

**ケセラセラと思えることが増えてくる**

**すべきことがわかってくる**

↓ 本書を読み終わる頃には……

前向きな気持ちが生まれる
ポジティブシンキング

## ＝認知症にもよい！

本書は認知症という敵を知り、自分を知ることで、
これから来るかもしれない認知症に立ち向かう力になります

# 第1章

# 認知症と頭

ハードとソフトの両面から
なりにくい　なりやすいを
検証してみました

# 頭が大きいほうが認知症になりにくい

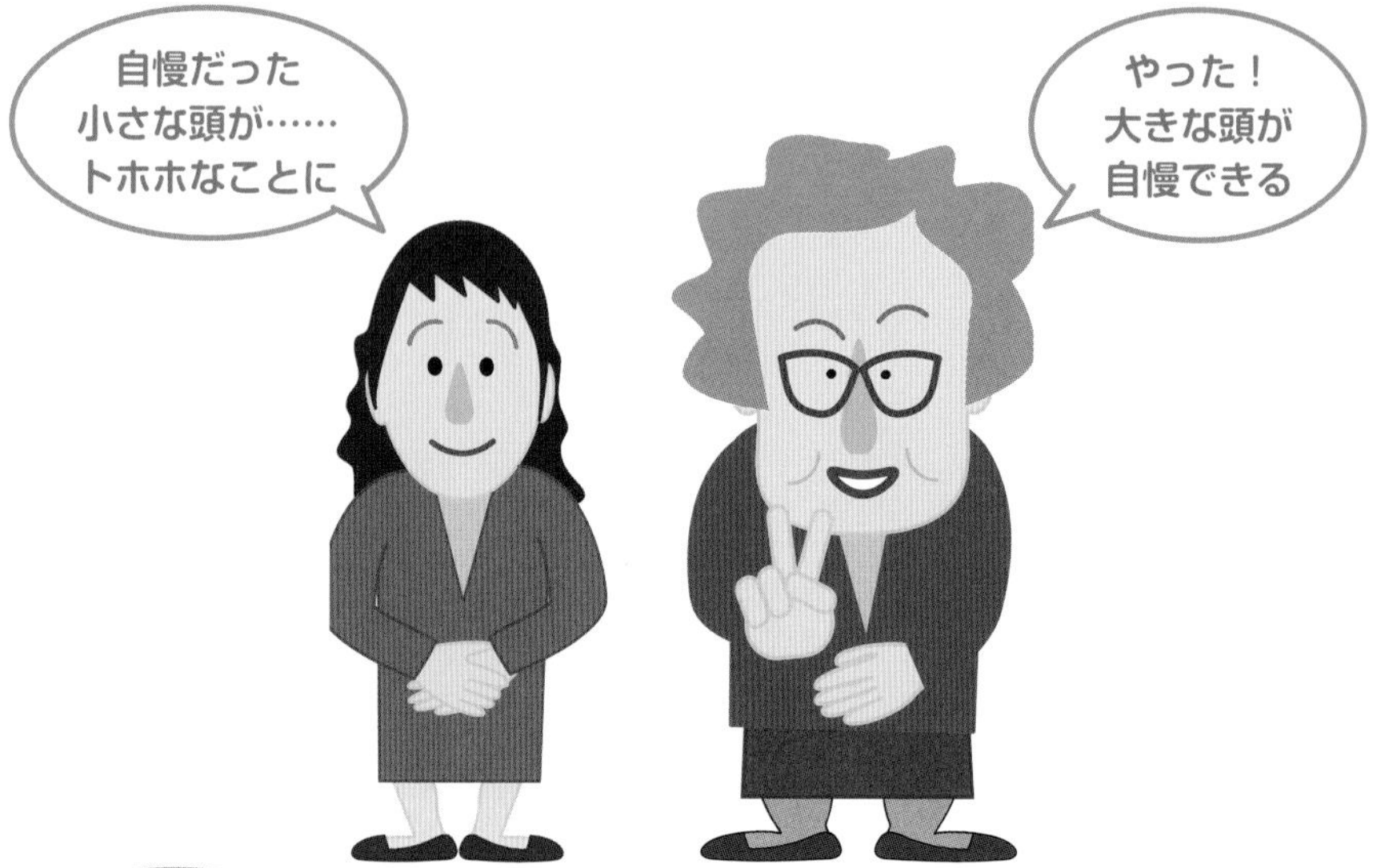
自慢だった
小さな頭が……
トホホなことに
やった！
大きな頭が
自慢できる

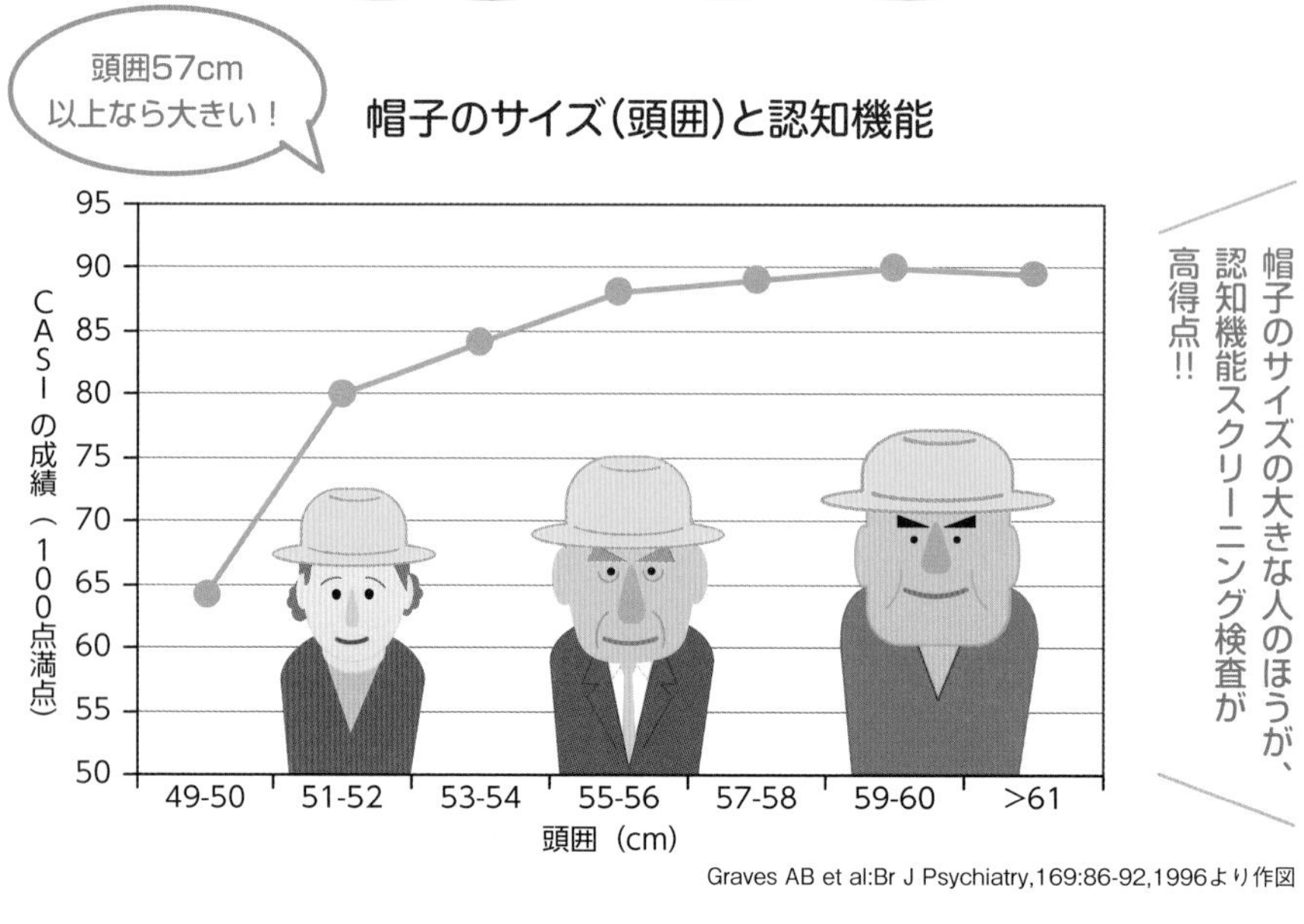


Graves AB et al:Br J Psychiatry,169:86-92,1996より作図

# 頭が小さくても なげかなくて大丈夫！

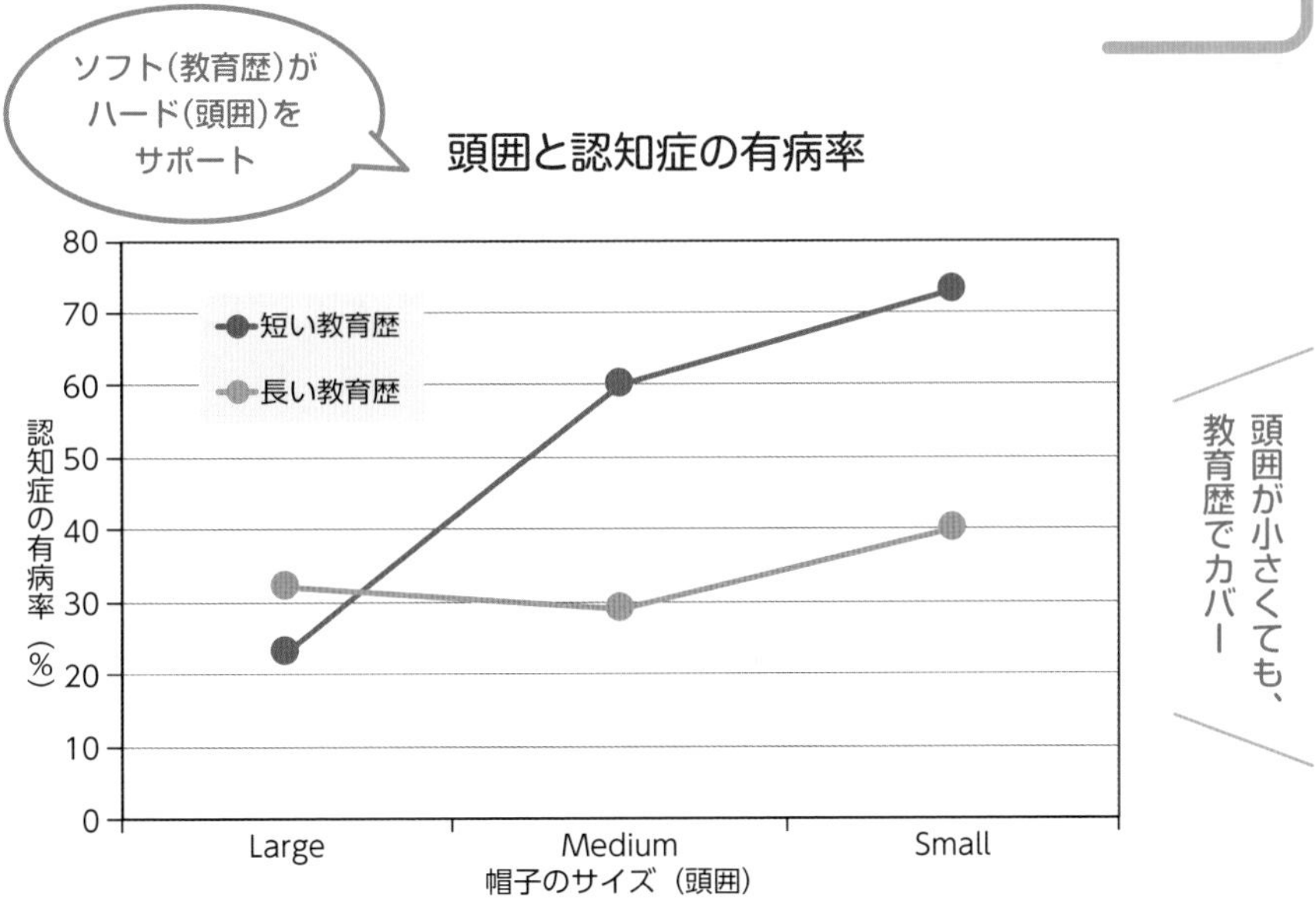
ソフト(教育歴)が
ハード(頭囲)を
サポート
頭囲と認知症の有病率
短い教育歴
長い教育歴
認知症の有病率（%）
80
70
60
50
40
30
20
10
0
Large
Medium
Small
帽子のサイズ（頭囲）
頭囲が小さくても、
教育歴でカバー

Mortimer JA et al:J Clin Exp Neuropsychol,25(5):671-679,2003

かつて八頭身美人という言葉がありました。頭の小ささが、美しいプロポーションの決め手となるというのです。しかし、こと認知症に関しては頭の大きい人のほうが認知症になるリスクが低く、頭の小さい人のほうがリスクは高まります(右の図)。

脳の一部に問題が起きて機能が落ちると、脳の他の部分の神経回路のつなぎ換えにより回復することがありますが、頭の大きな人は脳の中にネットワークを作る余裕があるからとも考えられます。アルツハイマー病が比較的女性に多いのは、男性よりも脳の容量が小さいからだと指摘する研究者もいます。

しかし、頭が小さくても教育歴が長いことでカバーできます(上の図)！　詳しくは次頁を参照ください。

# 教育歴が長いほうが認知症にかかりにくい

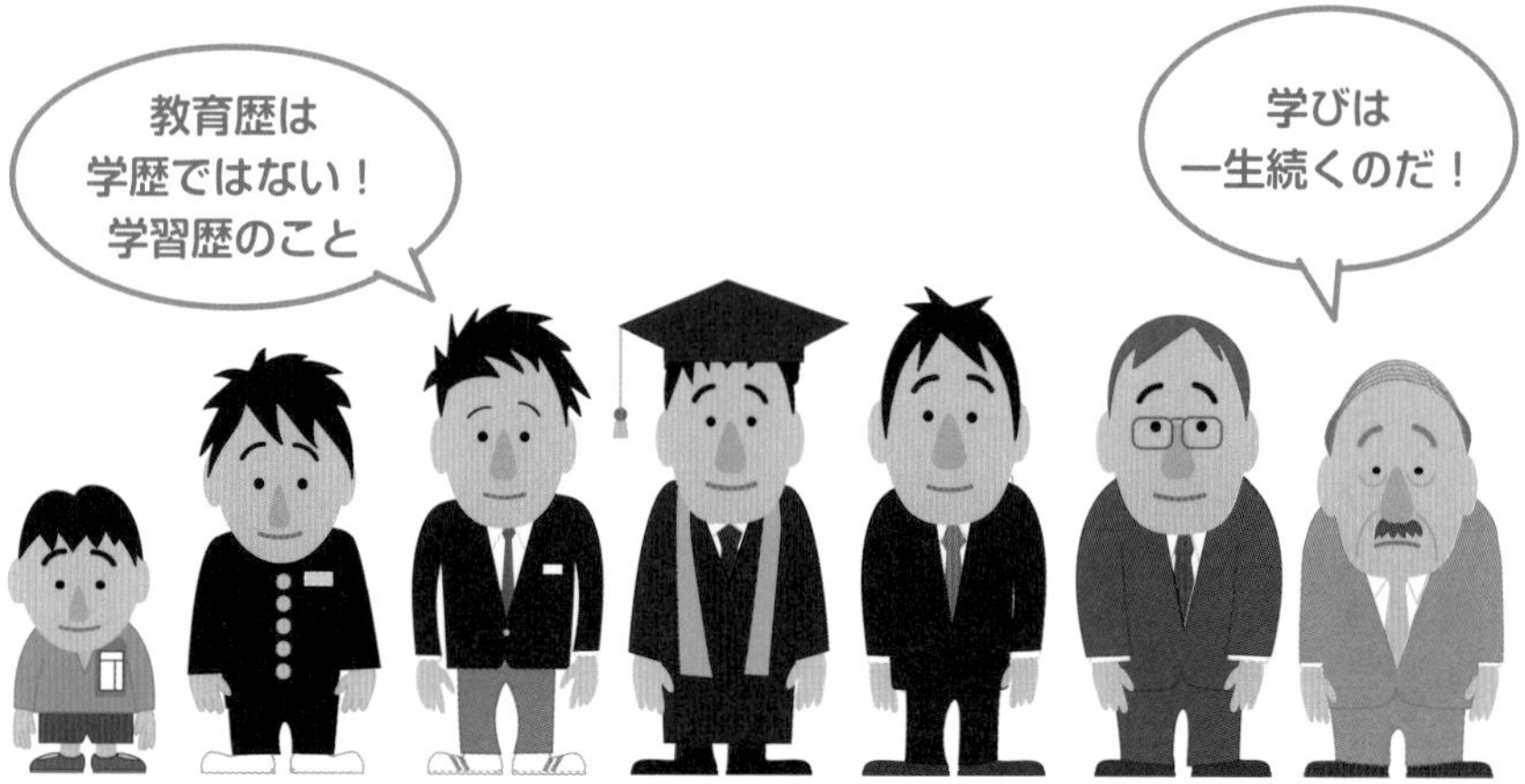
教育歴は
学歴ではない！
学習歴のこと
学びは
一生続くのだ！

年齢、教育年数と認知症発症リスク

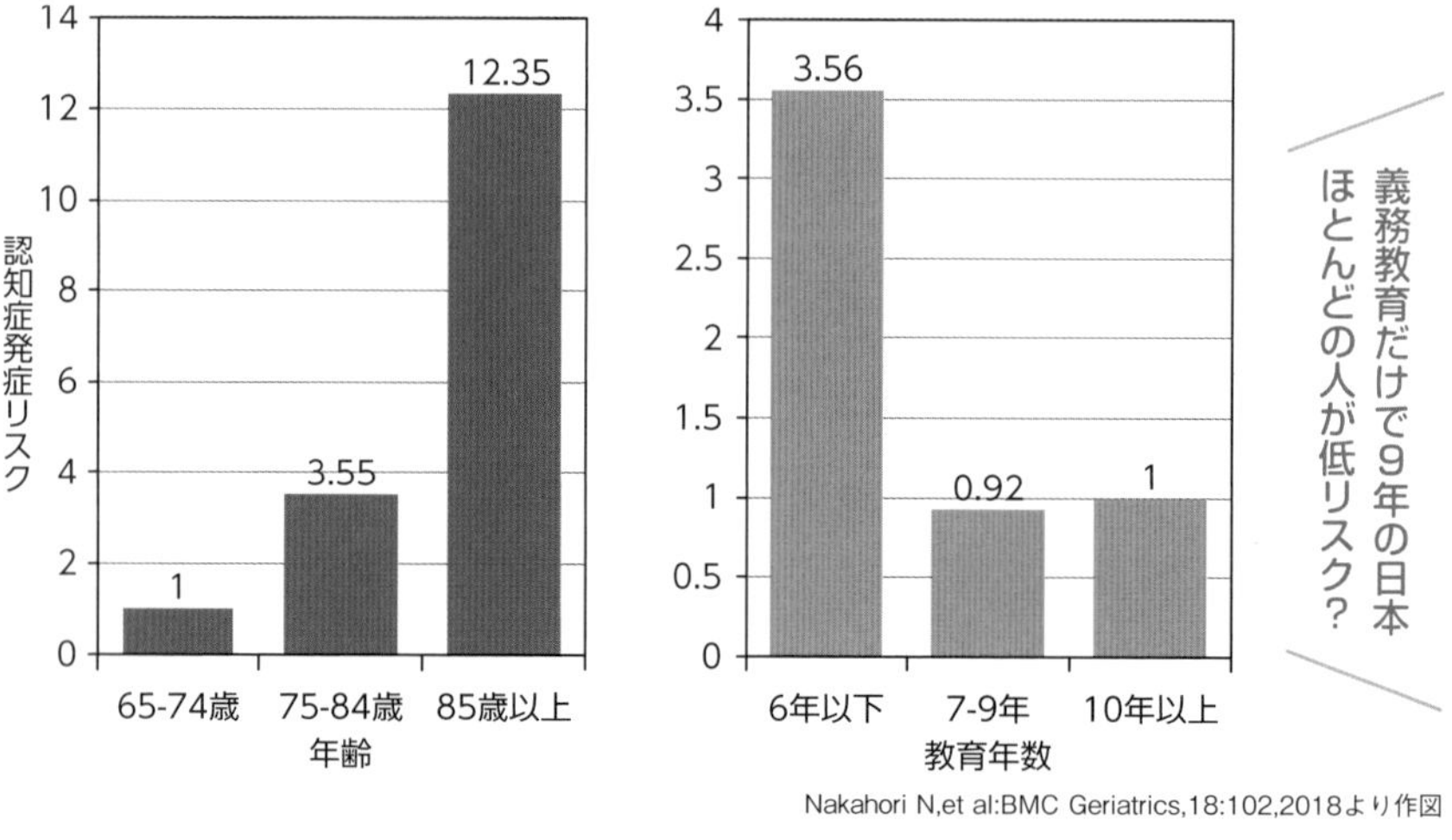


Nakahori N,et al:BMC Geriatrics,18:102,2018より作図

# 日本の高校進学率は98.1%と、かなり高い！

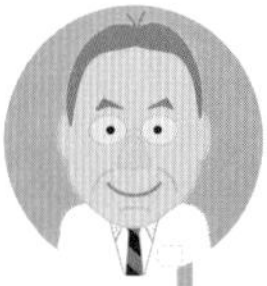

ちなみに
大学進学率も
50%を超えている

## 高校進学率の国際比較

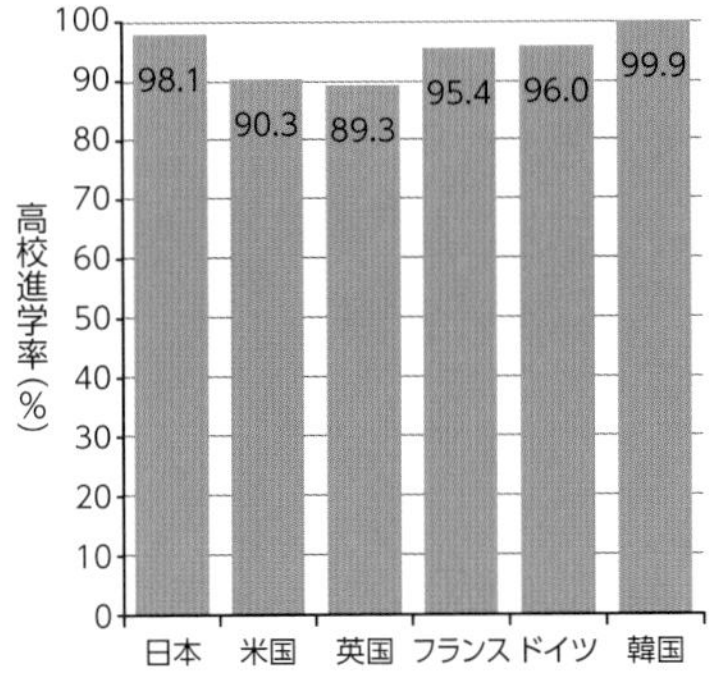
高校進学率（%）
100
90
80
70
60
50
40
30
20
10
0
98.1
90.3
89.3
95.4
96.0
99.9
日本
米国
英国
フランス
ドイツ
韓国

文部科学省　教育指標の国際比較 平成21年度

## わが国の高校進学率の推移

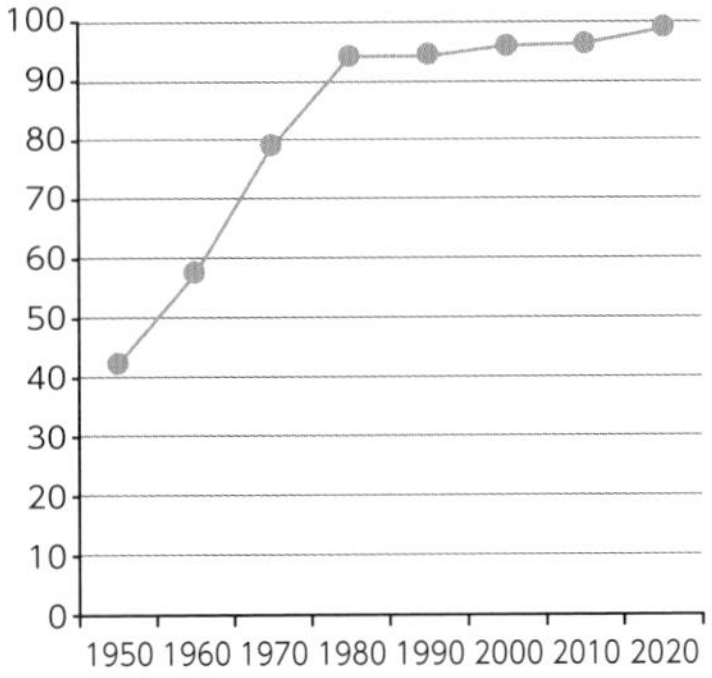
100
90
80
70
60
50
40
30
20
10
0
1950
1960
1970
1980
1990
2000
2010
2020

文部科学省　教育指標の国際比較 平成21年度

教育歴にフォーカスすると問題なしに見える

年齢を重ねるだけでも、認知症発症のリスクは高まります。65〜74歳の人を1とすると、85歳以上の人は12・35倍認知症にかかるというデータがあります。

ところが、学校教育歴が10年以上の人と6年以下の人を比較すると、3・5倍もリスクが高まります（右の図）。

日本は義務教育が9年、その後高校で12年（進学率98・1%・上の図）に、大学に進学すれば16年です。戦前の日本でなかなか学校に通えなかった「おしん」の時代ではないから、それほど心配ありません。

先に紹介した修道女シスター・メアリーは、40歳を過ぎてから高卒の資格を取り、その後教鞭を取りました。就学歴は短くても、好奇心を持って学び続けることも認知予備能を鍛えることになるのです。

# 頭をぶつけていないと認知症リスクは低い

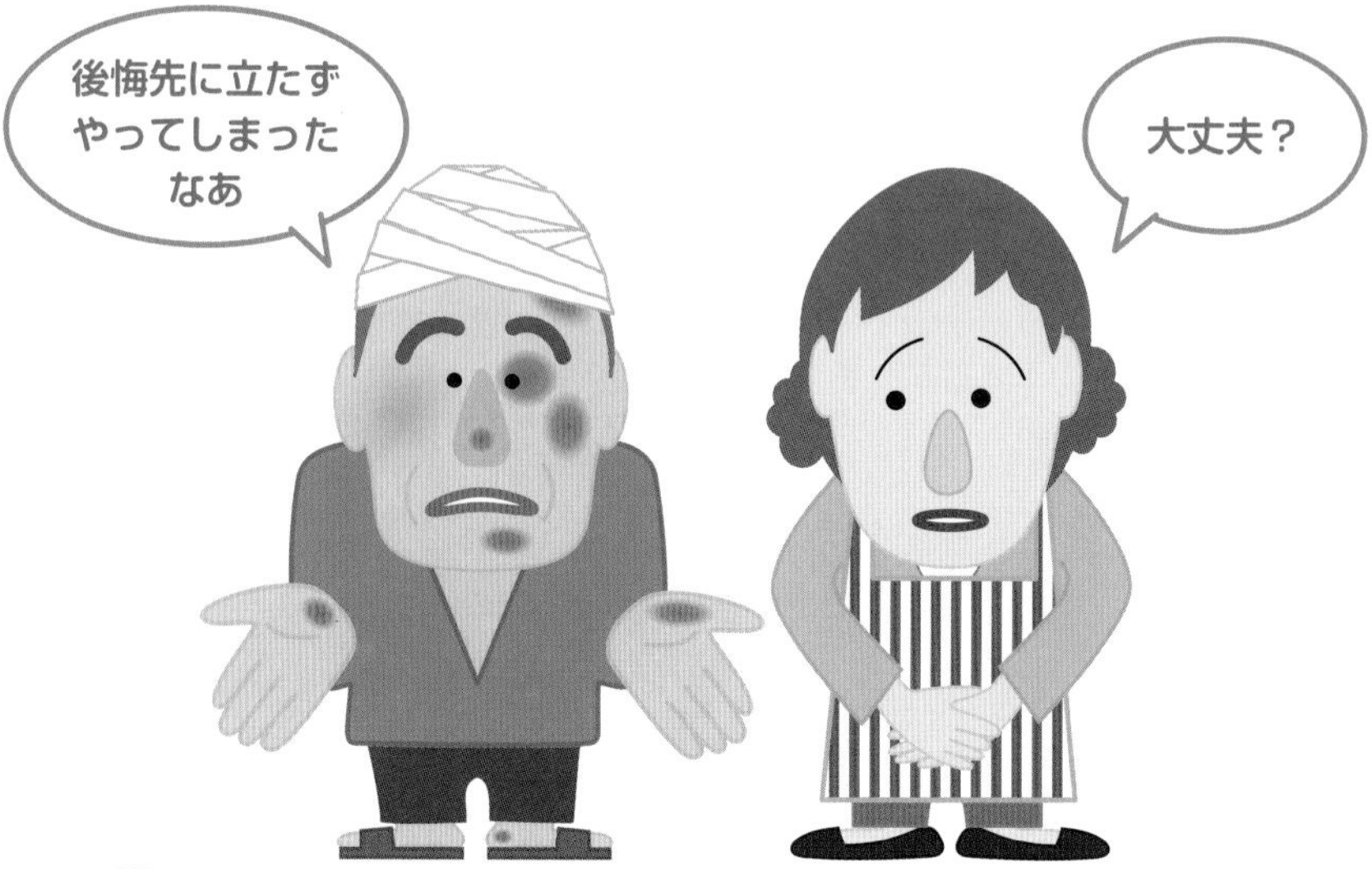
後悔先に立たず
やってしまった
なあ
大丈夫？

転ばぬ先の杖

頭部外傷と
アルツハイマー型認知症のリスク

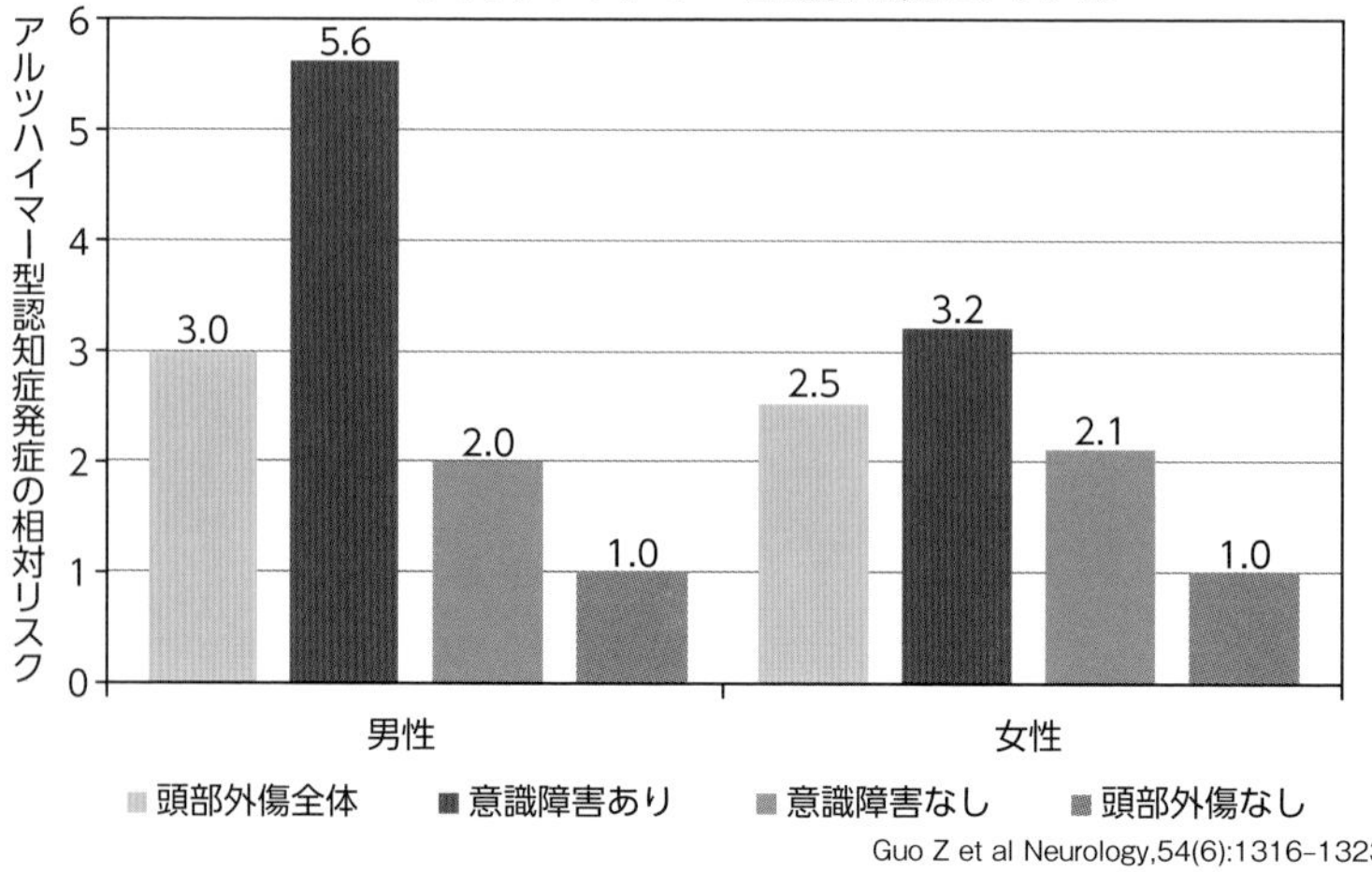
アルツハイマー型認知症発症の相対リスク
0
1
2
3
4
5
6
3.0
5.6
2.0
1.0
2.5
3.2
2.1
1.0
男性
女性
頭部外傷全体
意識障害あり
意識障害なし
頭部外傷なし

意識障害を伴う頭部外傷は、特にリスク大！

Guo Z et al Neurology,54(6):1316-1323,2000より作図

# 中年期の頭部外傷は認知症につながりやすい

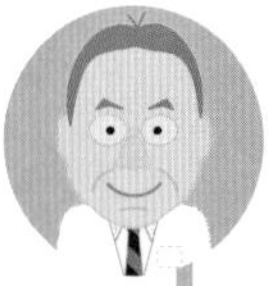

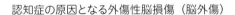

頭をぶつけたら病院へ

認知症の原因となる外傷性脳損傷（脳外傷）

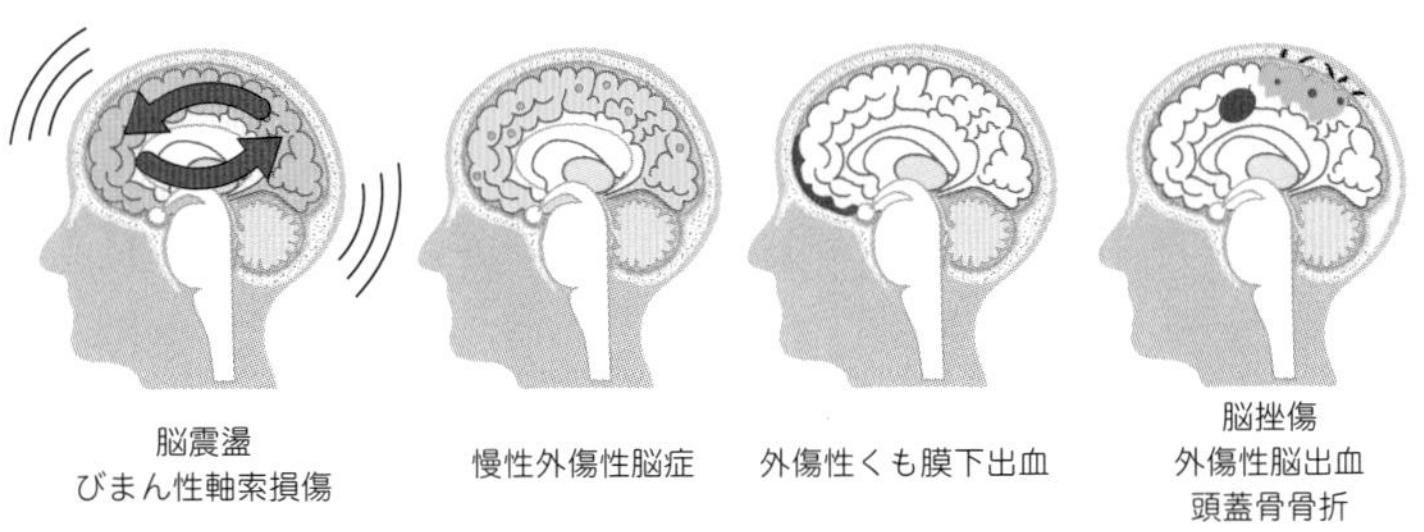


転んだだけと甘くみない！

プロボクサーやアメリカンフットボール、サッカー選手が引退後、認知症を患う率が高いことが知られています。これは、試合中に頭を強打することで慢性外傷性脳症になり、数十年後に認知機能低下を伴う症状が出てくるのです。

また、スポーツでダメージを受けていなくても、中年期にひどく頭をぶつけると、数十年後に症状が出てくることがあります。アルツハイマー病の危険因子でもあり、特に意識を失うほどの頭部外傷の経験がある男性は、頭部外傷のない人の5・6倍もリスクが高くなります(右の図)。

慢性外傷性脳症のほか、認知症の原因となる脳外傷には、脳震盪や外傷性くも膜下出血、脳挫傷、外傷性脳出血、頭蓋骨骨折などがあります(上の図)。

# バイリンガルだと認知症になりにくい

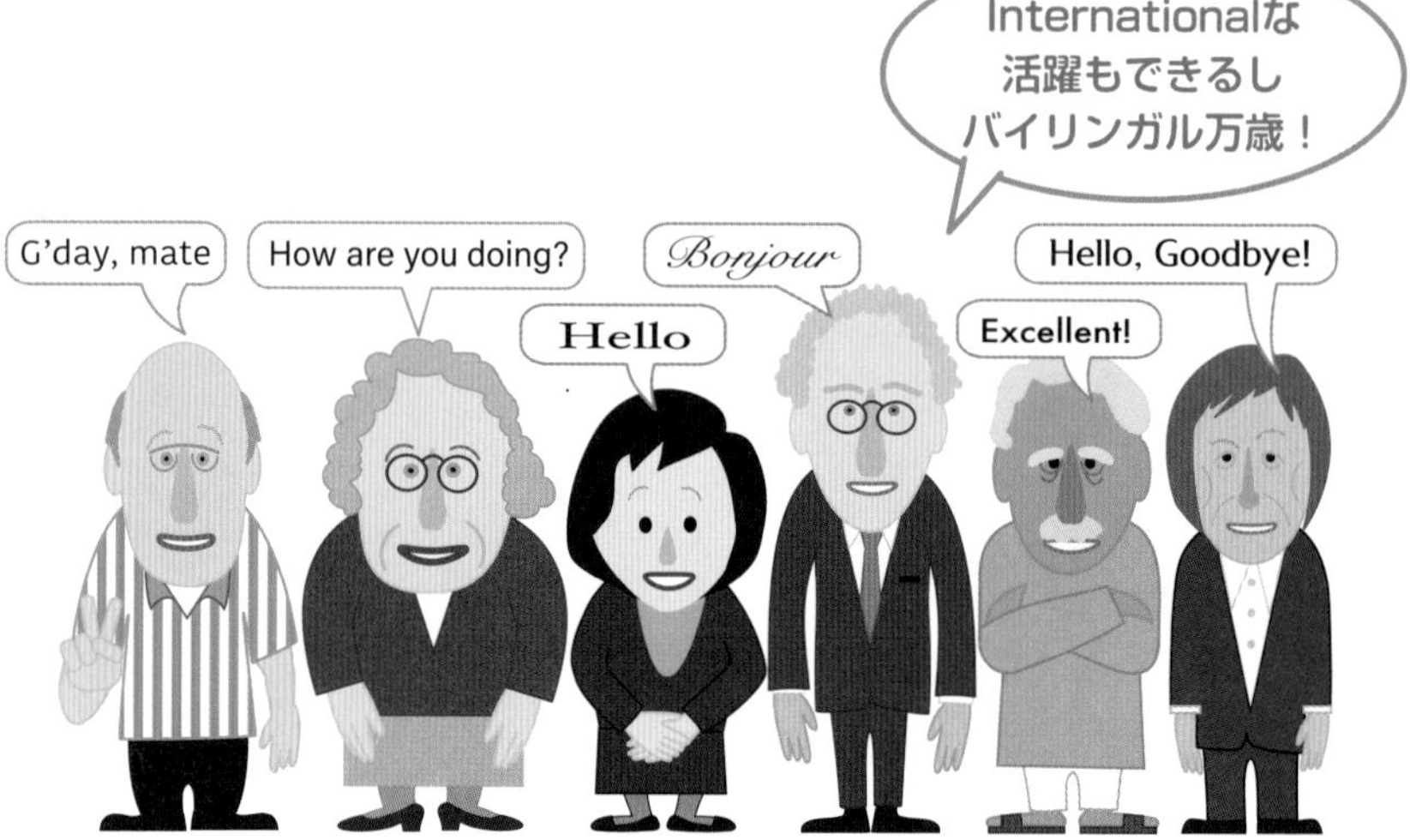
Internationalな
活躍もできるし
バイリンガル万歳！
G'day, mate
How are you doing?
Hello
Bonjour
Excellent!
Hello, Goodbye!

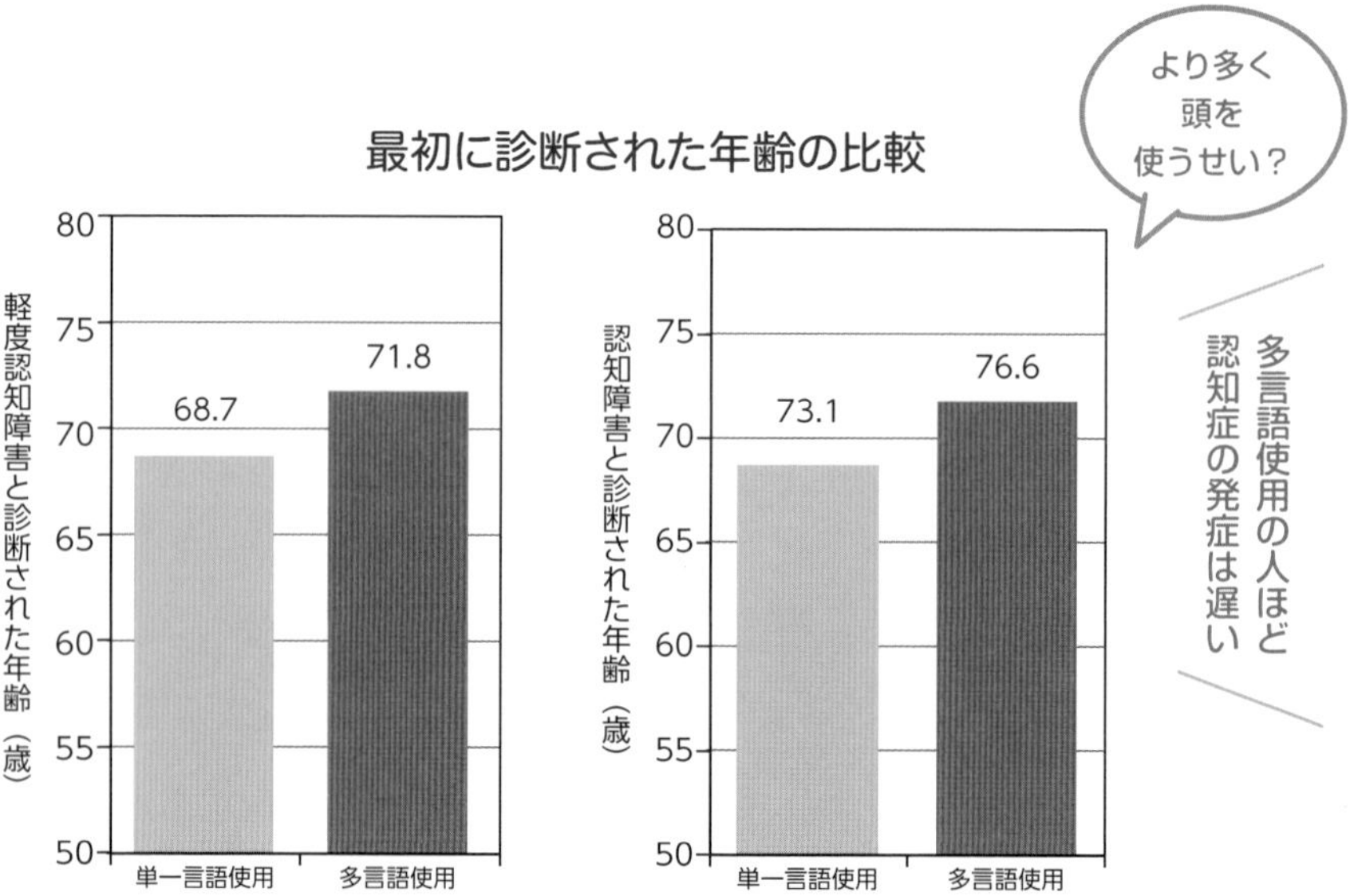


Brini S et al:Neuropsychol Rev,30(1):1-24,2020,より作図

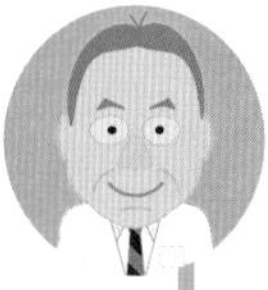

# 中高年からバイリンガルを目指す！

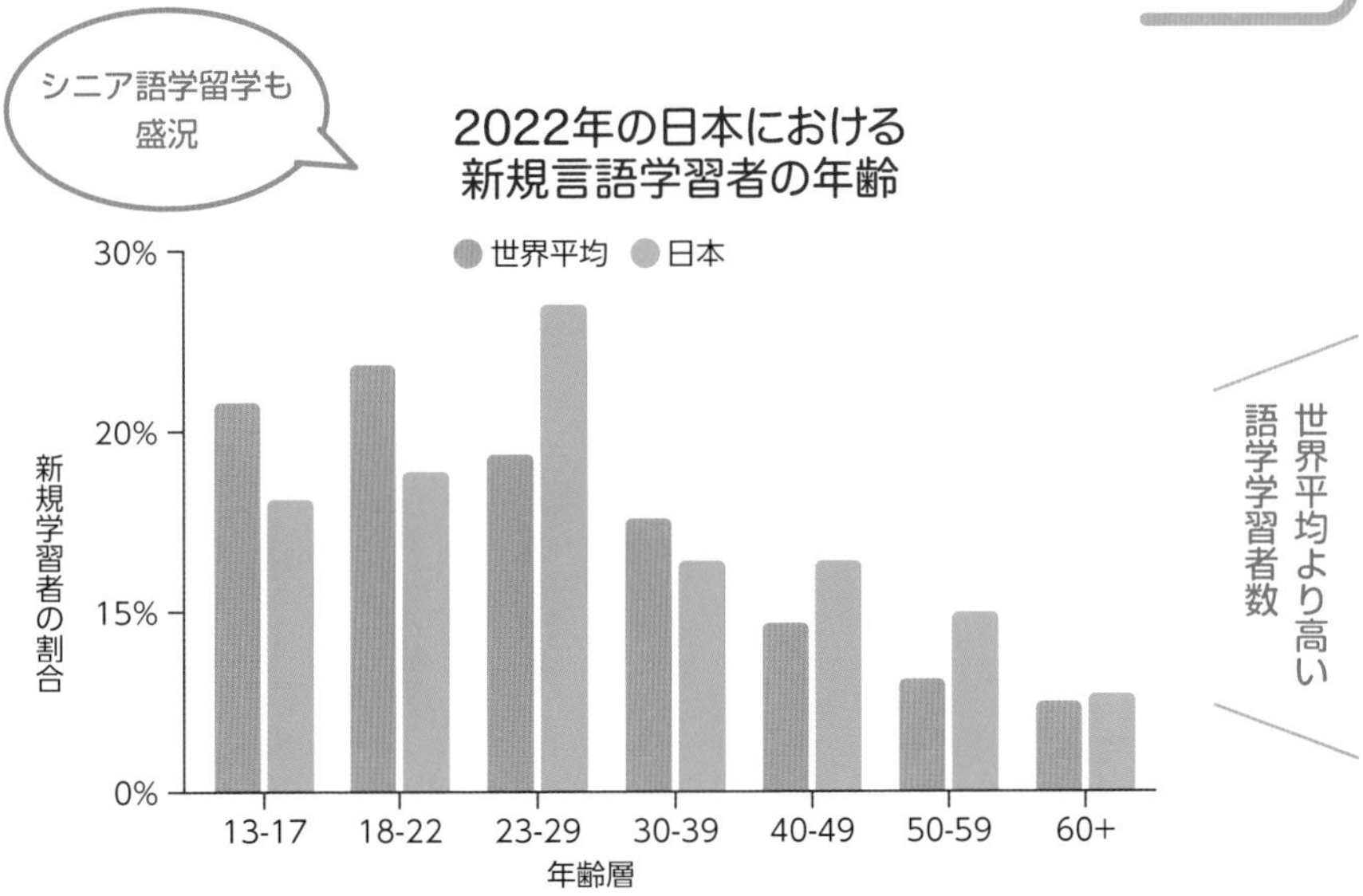
シニア語学留学も盛況
2022年の日本における
新規言語学習者の年齢
世界平均
日本
30%
20%
15%
0%
新規学習者の割合
13-17
18-22
23-29
30-39
40-49
50-59
60+
年齢層
世界平均より高い語学学習者数

Duolingo Language Report 2022より

単一言語しか使わない人に比べ、バイリンガルやトライリンガルは、認知症と診断される年齢で3・5年、軽度認知障害（認知症の前段階・MCI）と診断される年齢でも3・1年遅くなります（右の図）。脳のネットワークが活性化しているためだと思われます。

母国語以外で話すためには、脳をフル回転させるので、認知機能の低下を防ぐ作用が大きいと考えられます。

若い頃から多言語を使って仕事をしている人ほど、認知症へのバリアが強いといえるでしょう。日本では中高年になってから外国語教室に通うなどして他の言語を習得する人も多いのです（上の図）。先生や他の生徒とのコミュニケーションを図ることも、認知予備能を鍛えることにつながります。

# 新聞購読者は認知症になりにくい

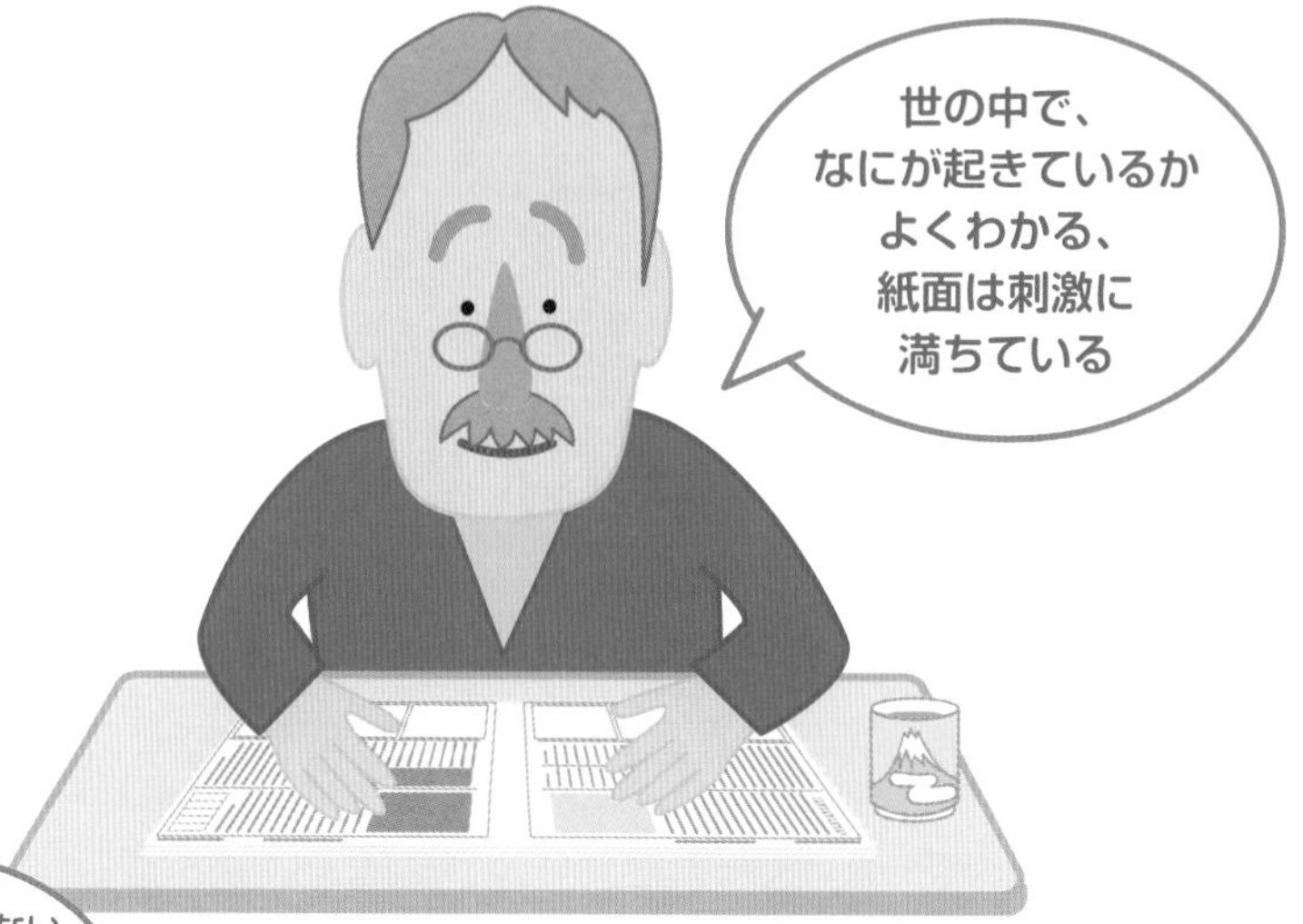
世の中で、
なにが起きているか
よくわかる、
紙面は刺激に
満ちている

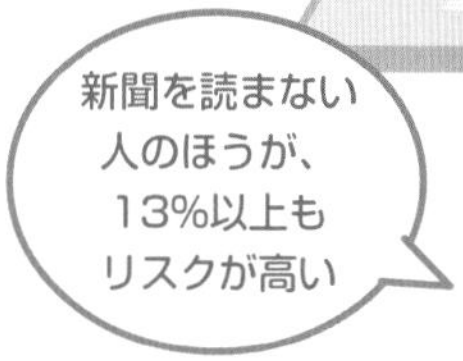


新聞を読む

社会的相互作用と認知症のリスク

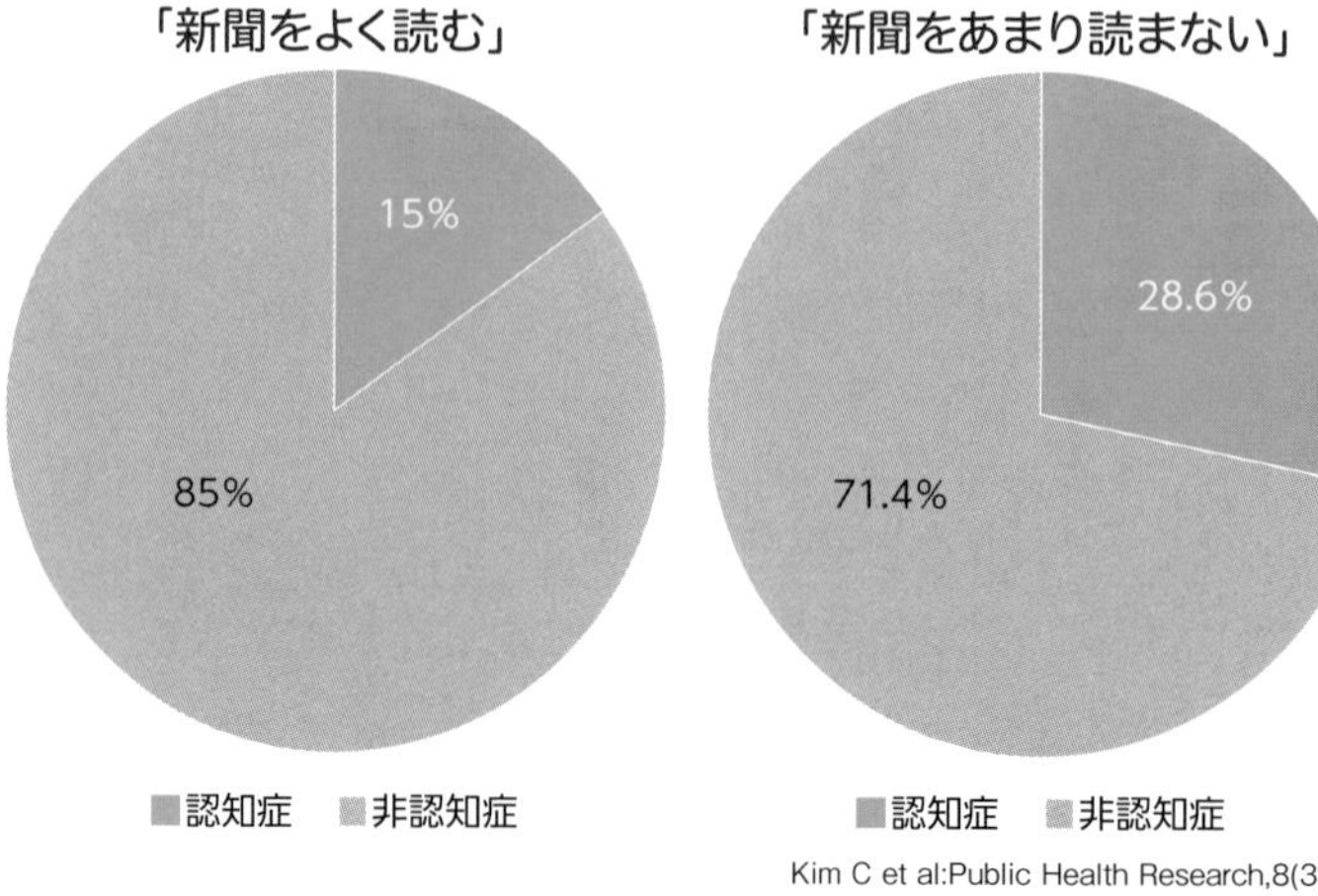


新聞を「よく読む」人と「あまり読まない」人の認知症発症リスクの違いは？

Kim C et al:Public Health Research,8(3): 60-67,2018より作図

# 新聞を定期購読してみよう！

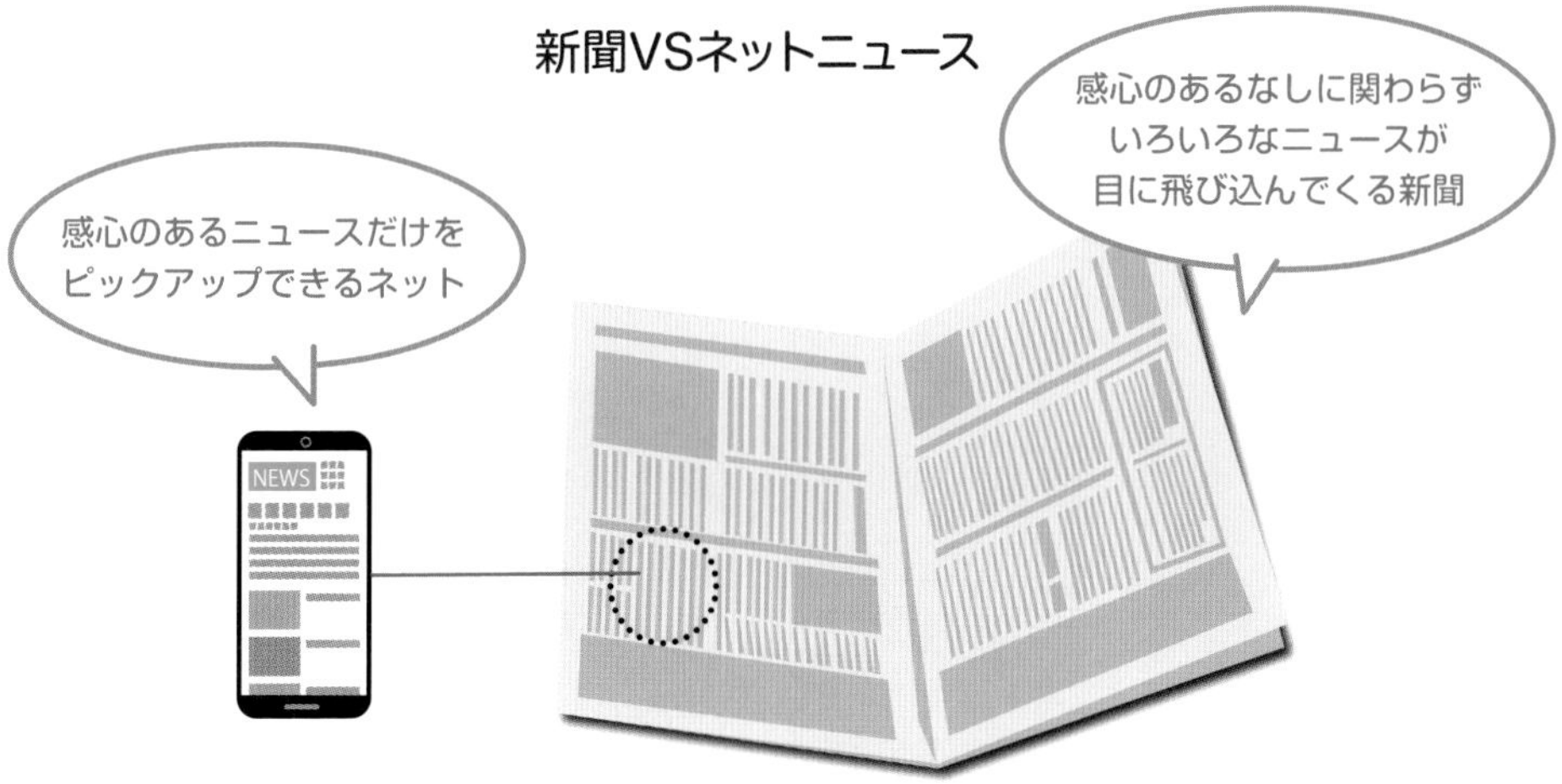
新聞VSネットニュース
感心のあるなしに関わらず
いろいろなニュースが
目に飛び込んでくる新聞
感心のあるニュースだけを
ピックアップできるネット
NEWS

目に飛び込む情報量はデジタルデバイスより
アナログである新聞のほうが圧倒的に多い

認知症発症を抑える認知予備能の一つに「新聞をよく読む」が挙げられています（右の図）。「新聞じゃないといけないの？　読書だって同じでは」という疑問があるかと思いますが、単に活字を読むことがいいわけではなく、今社会で起こっている出来事に関心を持つことが大切なのです。

同様にネットニュースでは、自分の関心のあるテーマをピンポイントで検索できる利便性はありますが、新聞なら、自分の知りたいテーマの隣に他国で起きている出来事、スポーツの結果などの複数のニュースが同時に目に入ることになります。これが脳への刺激となり、いろいろな出来事への興味や関心につながります。新聞を定期購読することで、日々のニュースに接し、幅広く情報を収集しましょう。

# うつ病は治療したほうが認知症リスクは下がる

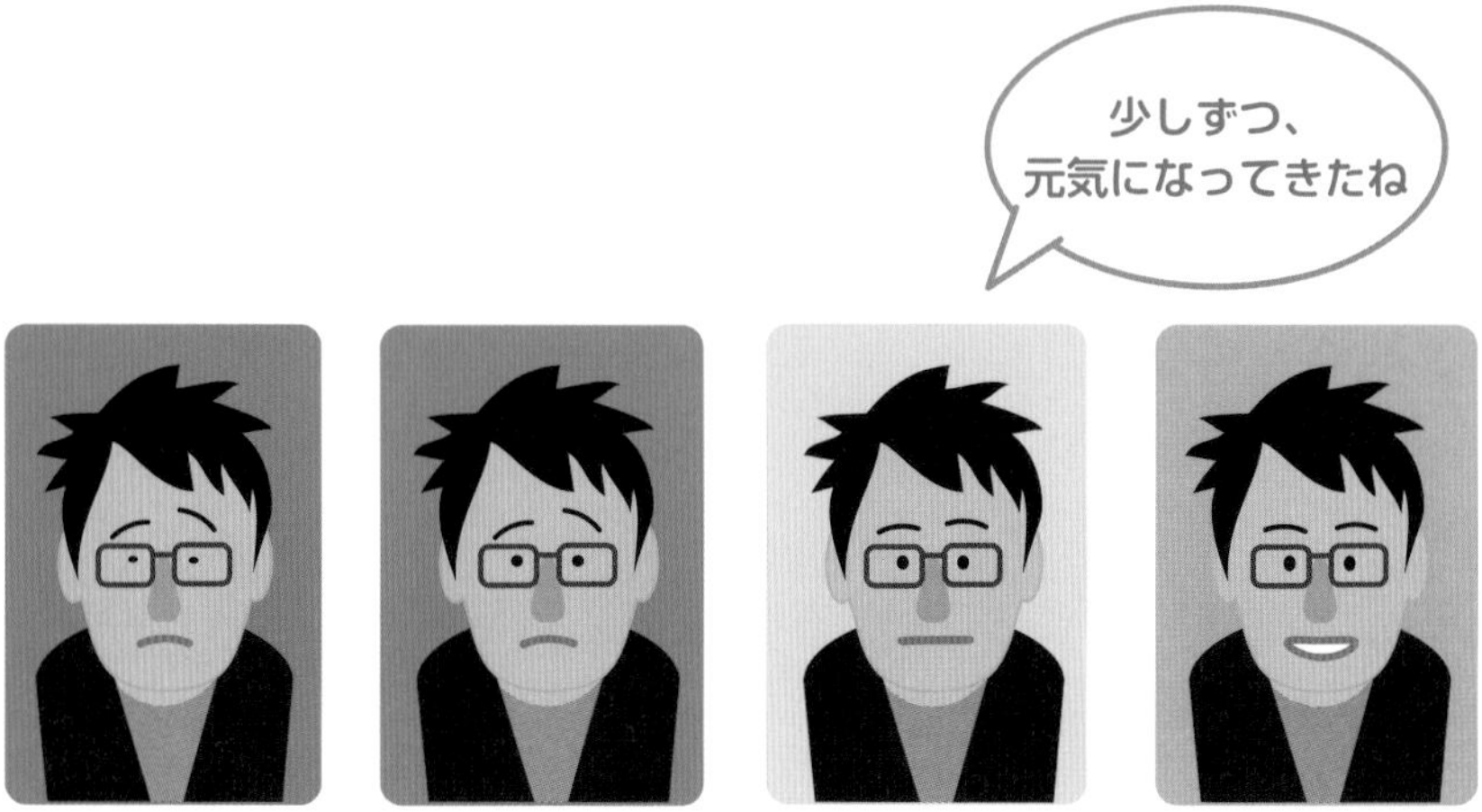
少しずつ、
元気になってきたね

体の症状として出てくる

## 一般とは違う特徴がある高齢者のうつ

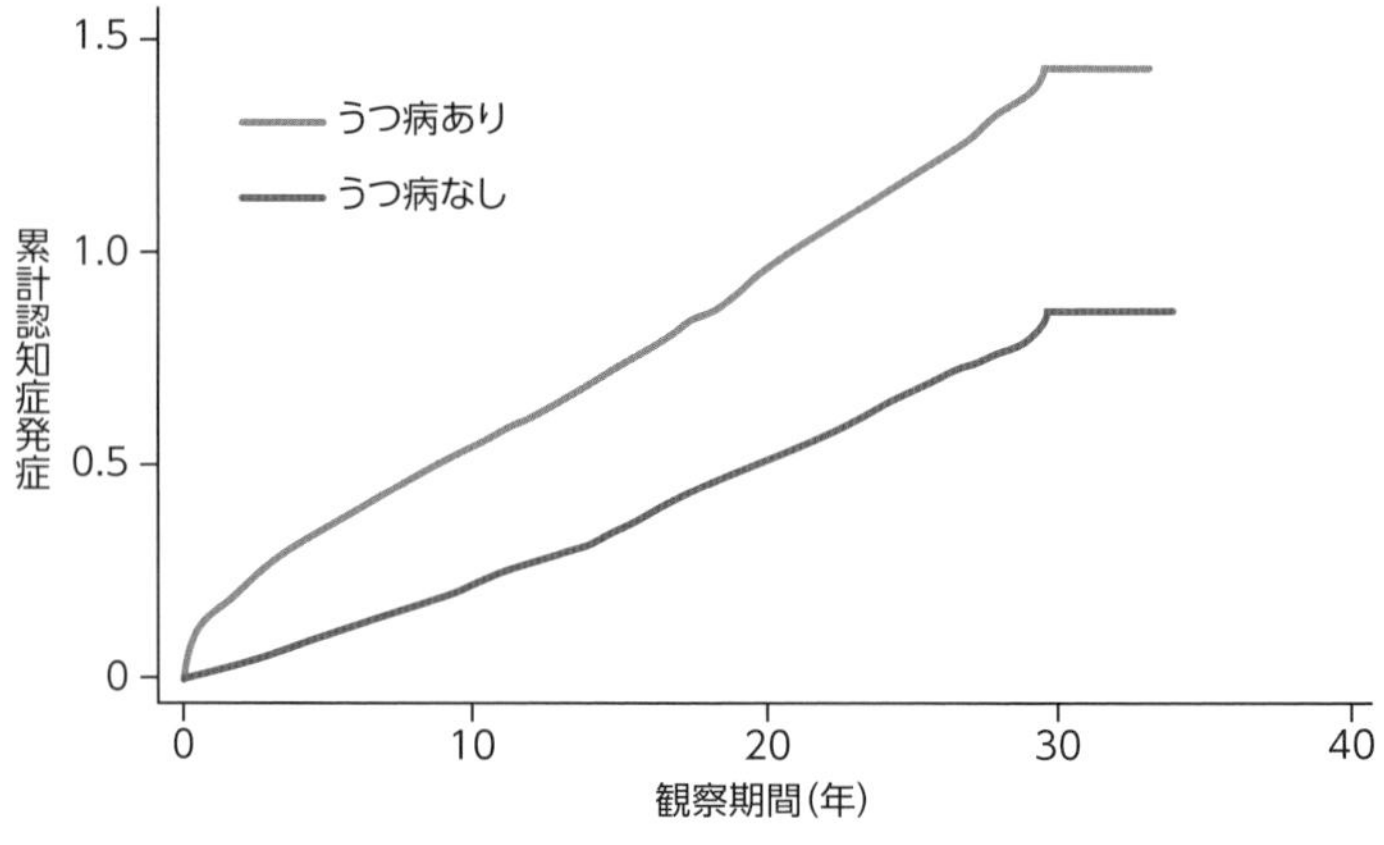
1.5
1.0
0.5
0
累計認知症発症
うつ病あり
うつ病なし
0
10
20
30
40
観察期間(年)

本人も周りもうつとは、気がつかないことが多い

Holmquist S, et al. PLoS Med. 2020 Jan 9;17(1):e1003016

# 中年期にうつを治療する

うつを放置しないで、治療を受けることが大切

うつ患者の認知症発症リスク

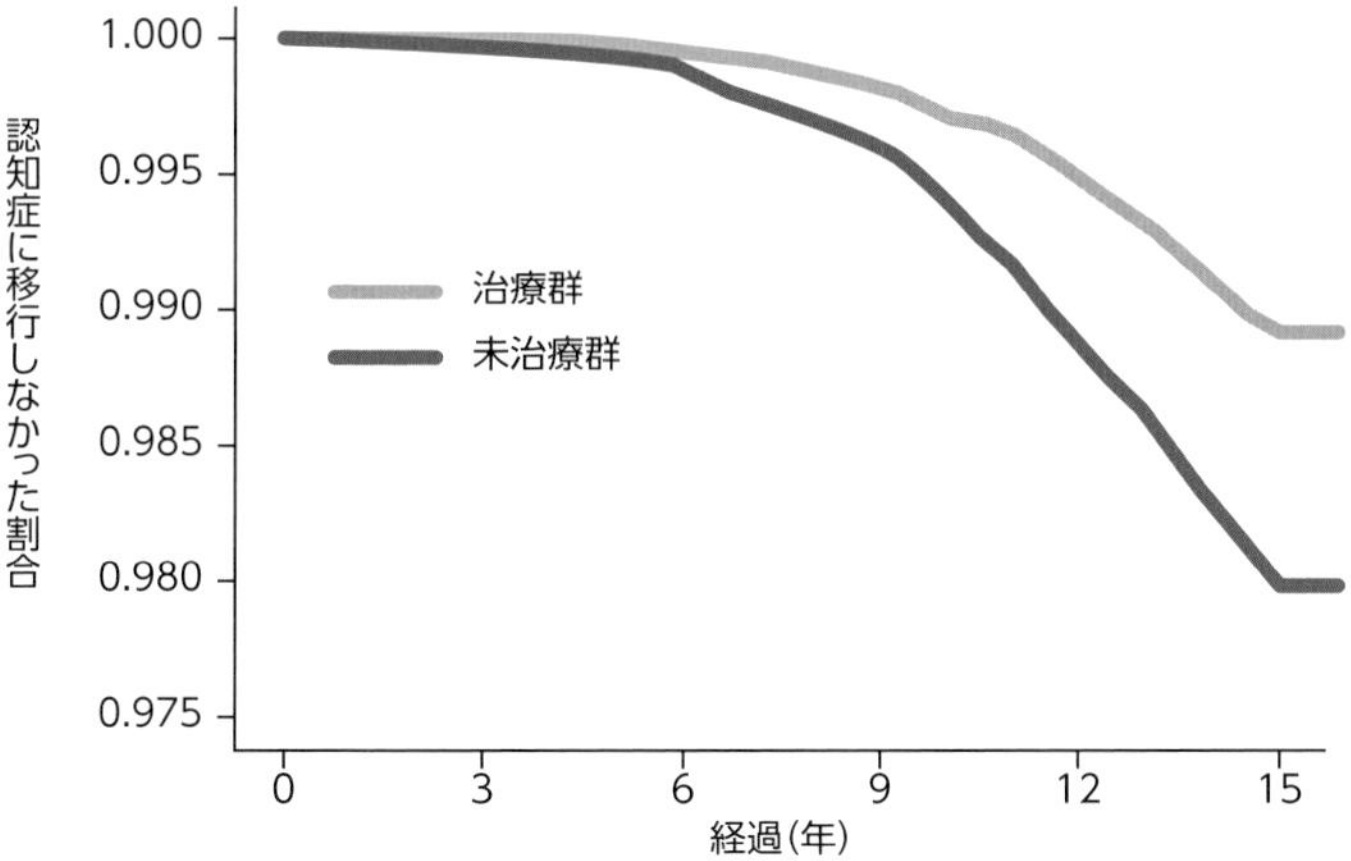


発症から時間がたつほど、認知症に移行する割合に違いがでるね

Yang L et al:Biol Psychiatry. 93(3): 802-809, 2023

アルツハイマー型認知症の人や、レビー小体型認知症初期の人に多くに見られるのがうつ気分。配偶者との死別や転居などの環境の変化が影響を及ぼすこともあります。

2019年に発表されたWHOの認知症予防ガイドラインでは、うつ病は認知症の修正可能な危険因子とみなされ、うつ病の治療が推奨されています。

35万人を対象にした英国の大規模疫学研究では、うつ病と診断された人は、そうでない人に比べて認知症の発症リスクが50%高いものの、適切な時期にうつ病を治療すると、治療しなかった人と比べて認知症発症リスクが30%軽減することも明らかになりました(上の図)。

すなわち、うつ病をしっかり治療することは認知症予防に繋がります。

COLUMN

# 認知症の根本治療薬??
# 期待高まる「レカネマブ」の承認

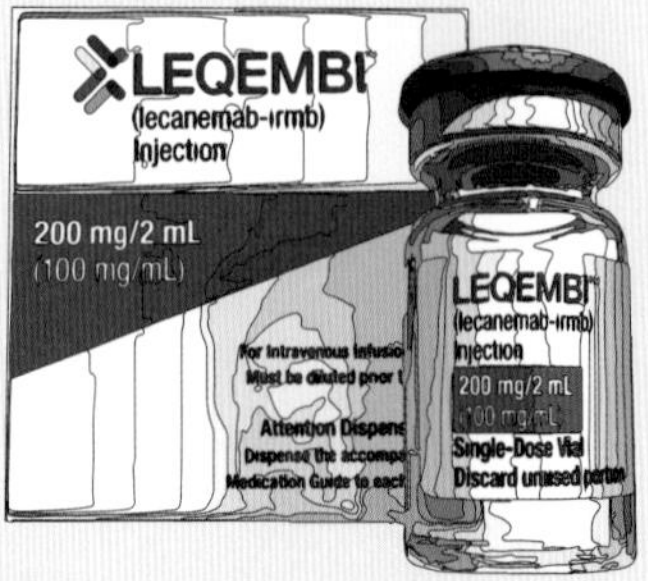


現在、日本で使われている抗認知症薬は４種類（ドネペジル、ガランタミン、リバスチグミン、メマンチン）ありますが、いずれも症状を改善したり、日常生活動作を維持したりする対症療法です。

ところが、エーザイが米バイオジェン社と共同開発し、現在承認申請している「レカネマブ」という薬（アメリカでは承認済み）は、アルツハイマー病の初期の人の根本治療になると期待が持たれています。この薬はアルツハイマー病の原因となる、脳内に溜まったアミロイドβというタンパク質を取り除く効果があるものです。初期のアルツハイマー病や、アミロイドβが溜まったことが原因の軽度認知障害（MCI）の人の症状の悪化を27％抑制するとのことです。

ただし、その薬の恩恵にあずかるには、脳内にアミロイドβが溜まっていることを証明しなければなりません。それにはアミロイドPET検査（陽電子放出断層撮影）を受ける必要がありますが、現時点では保険適用がなく、検査機関も限られているのが実情です。アミロイドβの蓄積を測る新しい診断技術に期待が持たれるところです。

# 第2章

# 認知症と体

握力から聴力、残歯数まで
なりにくい　なりやすいを
検証してみました

# 握力が強いと
# 認知症になりにくい

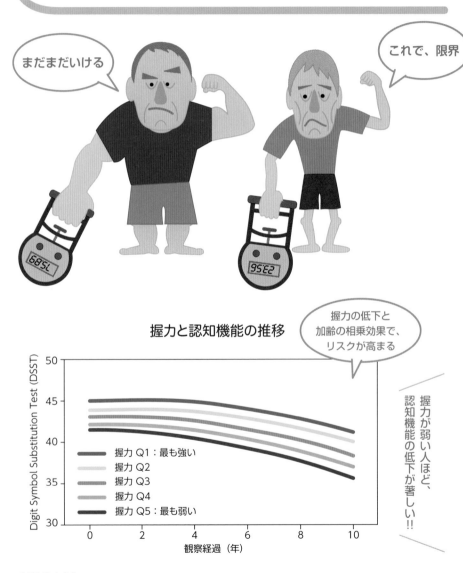

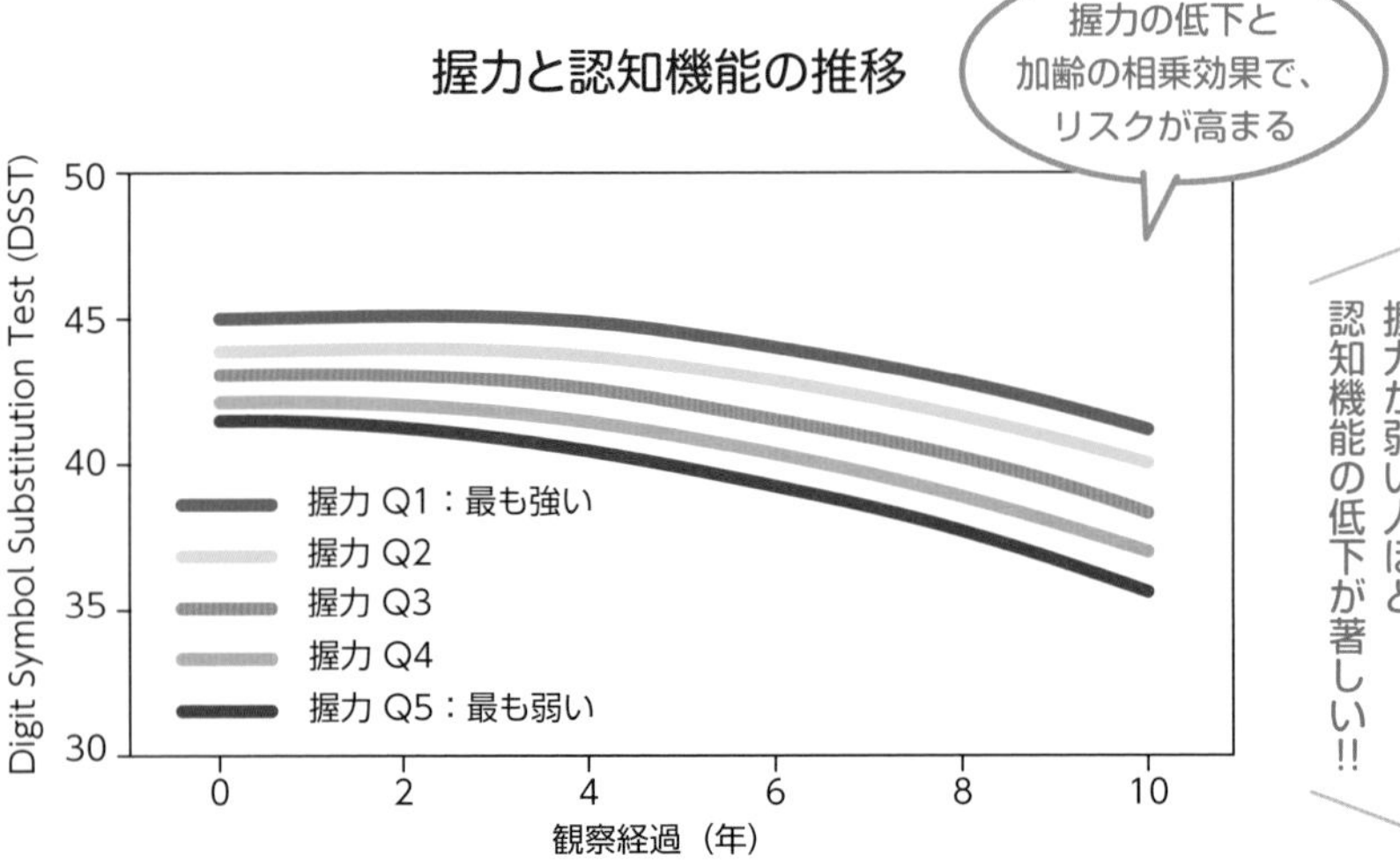


握力が弱い人ほど、
認知機能の低下が著しい!!

NILS-LSA

Chou MY et al:BMC Geriatr,19:186, 2019

# ハンドグリップで握力強化を！

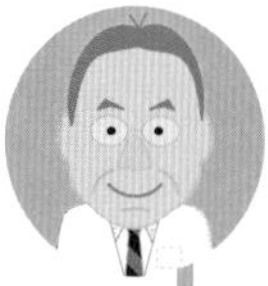

脳の運動野が対応する部位

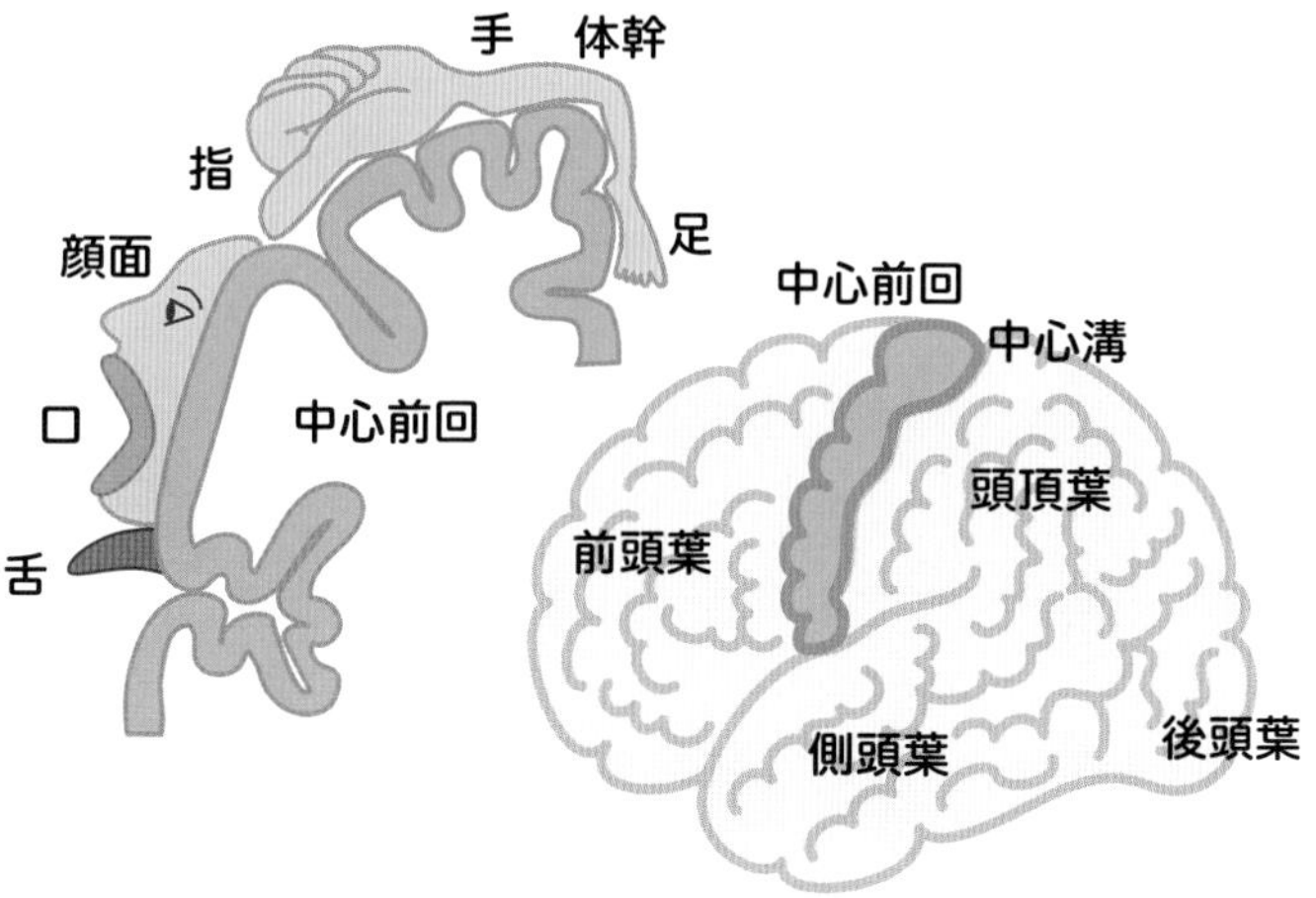


脳の中心溝の前頭葉側にある運動野にはそれぞれ対応する体の部位があり、中でも担当領域が広いのは、手と顔(特に親指と口)です。脳の神経細胞の多くが、手と顔を動かすことに関わっているというわけです(上の図)。ボケないためには手先を使った方がいいというのは俗説ではないのです。

手先の器用さだけでなく、握力にも同じことがいえます。握力が強い人は、それだけ脳神経を使っているため、認知機能の低下も緩やかになっています(右の図)。

加齢に伴って、握力は60代以降弱くなります。ペットボトルのキャップが開けづらいと感じたことはありませんか？　これは握力20kgの目安となりますから、開けられない人は、ハンドグリッパーなどを使って鍛えるのがオススメです。

# 歩幅を広げると認知症が遠ざかる

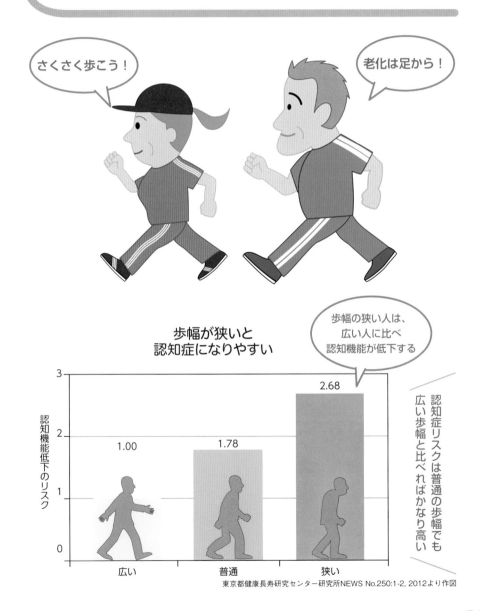

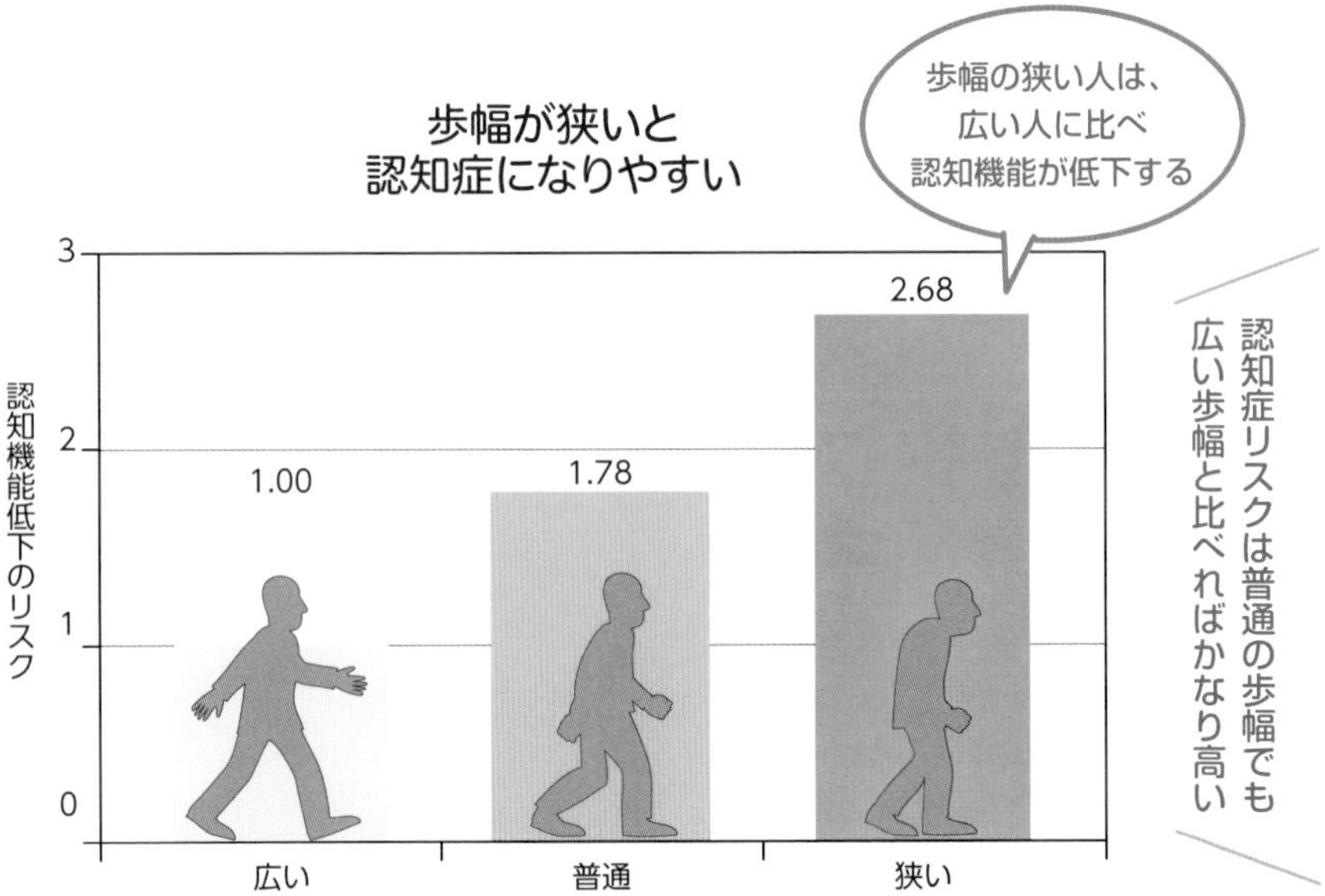


さくさく歩こう！
老化は足から！

歩幅の狭い人は、
広い人に比べ
認知機能が低下する
歩幅が狭いと
認知症になりやすい
認知機能低下のリスク
3

1.00
1.78
2.68
広い
普通
狭い
認知症リスクは普通の歩幅でも
広い歩幅と比べればかなり高い

東京都健康長寿研究センター研究所NEWS No.250:1-2, 2012より作図

# いつもの歩幅より プラス5cmを意識して歩いて！

歩幅の目安

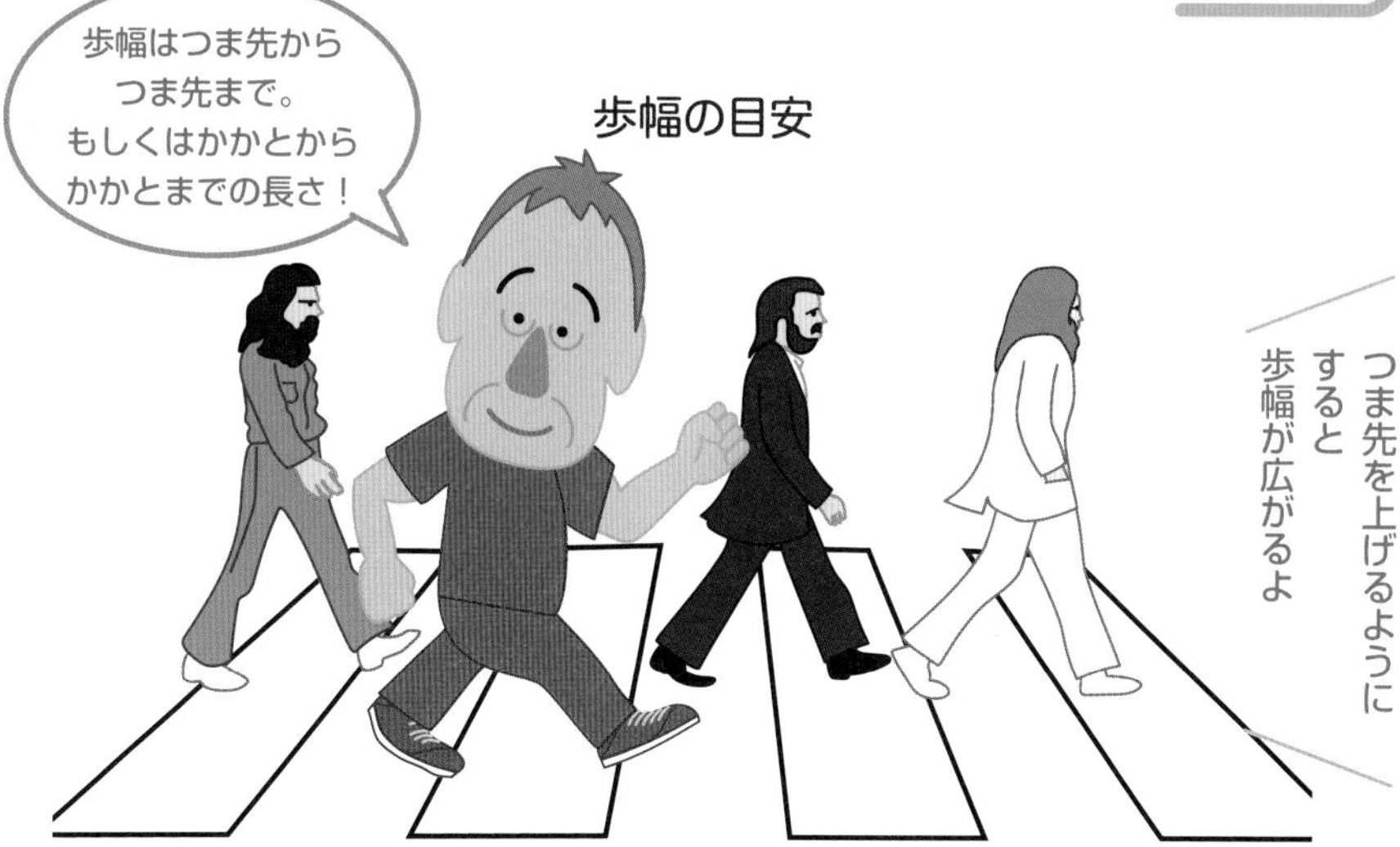
歩幅はつま先から
つま先まで。
もしくはかかとから
かかとまでの長さ！
つま先を上げるようにすると歩幅が広がるよ

身長［　　　　］×0.45＝目安となる歩幅

加齢に伴い筋力が落ちれば歩幅は狭くなりますが、歩幅が狭いと、認知機能の低下や認知症を発症するリスクが上がるという研究結果があります(右の図)。歩幅を広くして闊歩《かっぽ》することを心がければ認知症を遠ざけることができるともいえます。

歩幅を広くするためには、足を大きく蹴りだしたり、腕を大きく振ったりする必要があり、より筋肉を使うことで、体全体の筋力アップにもつながります。

歩幅の目安は身長×0・45なので、160㎝なら約72㎝、150㎝なら約67㎝になります(上の図)。いきなりは無理でも、まずは横断歩道の白線(45㎝)をまたいで歩いてみましょう。身長にもよりますから、日頃の歩幅+5㎝を意識して歩いてみてください。

# さっさと歩く人は認知症になりにくい

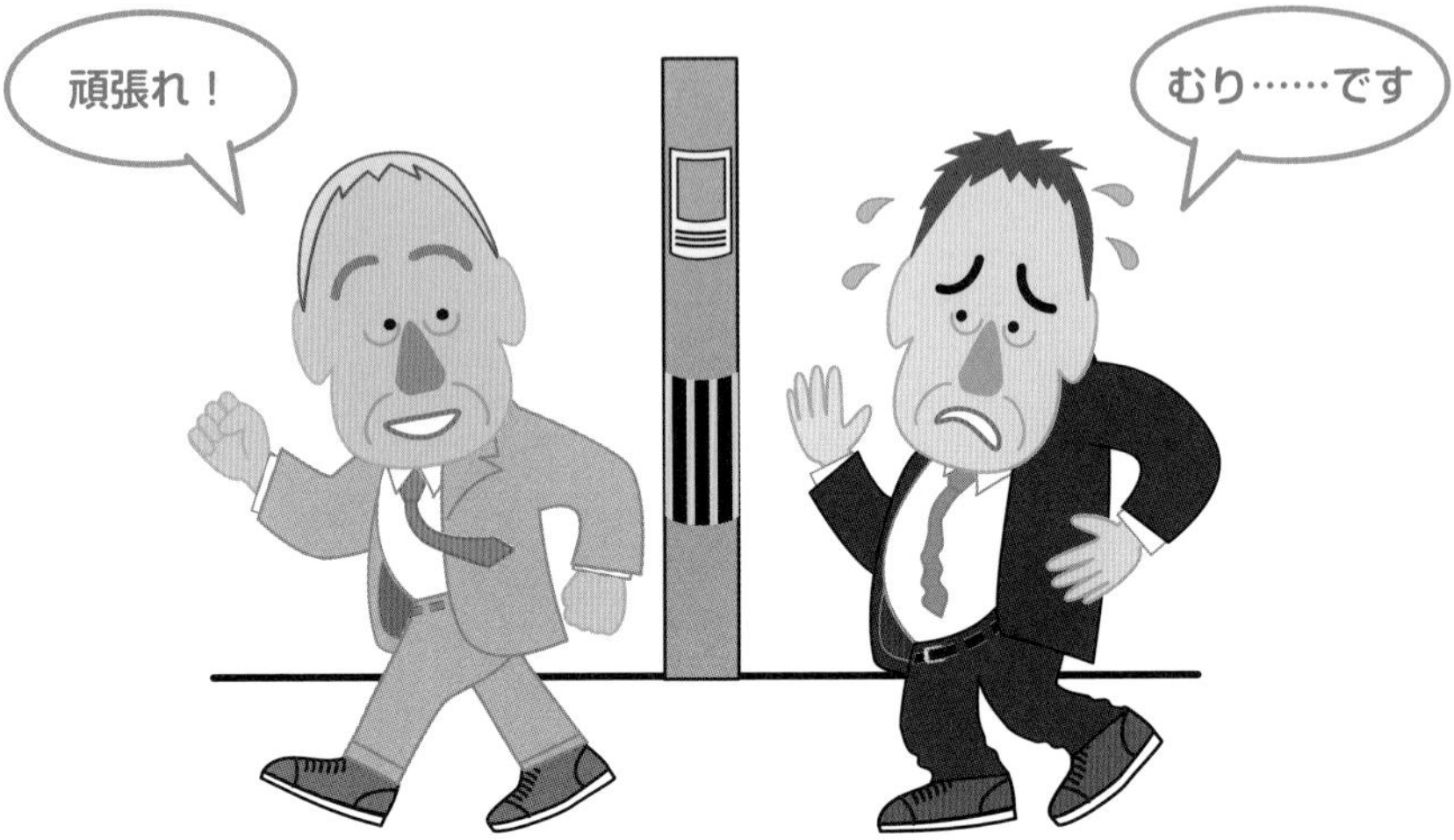


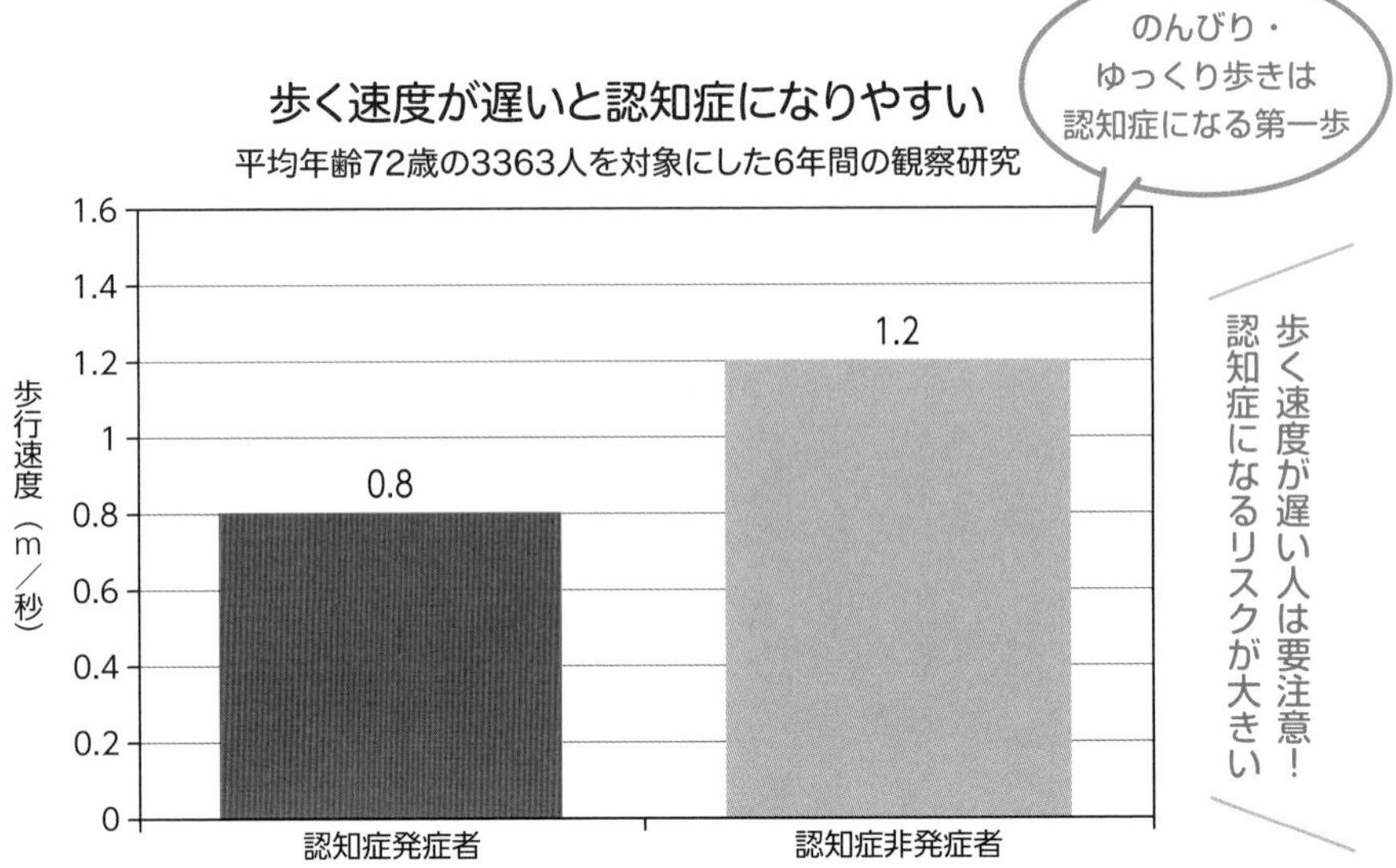


歩く速度が遅い人は要注意！
認知症になるリスクが大きい

Welmer AK, et al. J Gerontol A Biol Sci Med Sci, 69(12):1503-1510, 2014より作図

# インターバル速歩で認知症から逃げ切ろう!

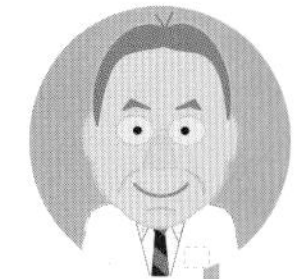

### インターバル速歩

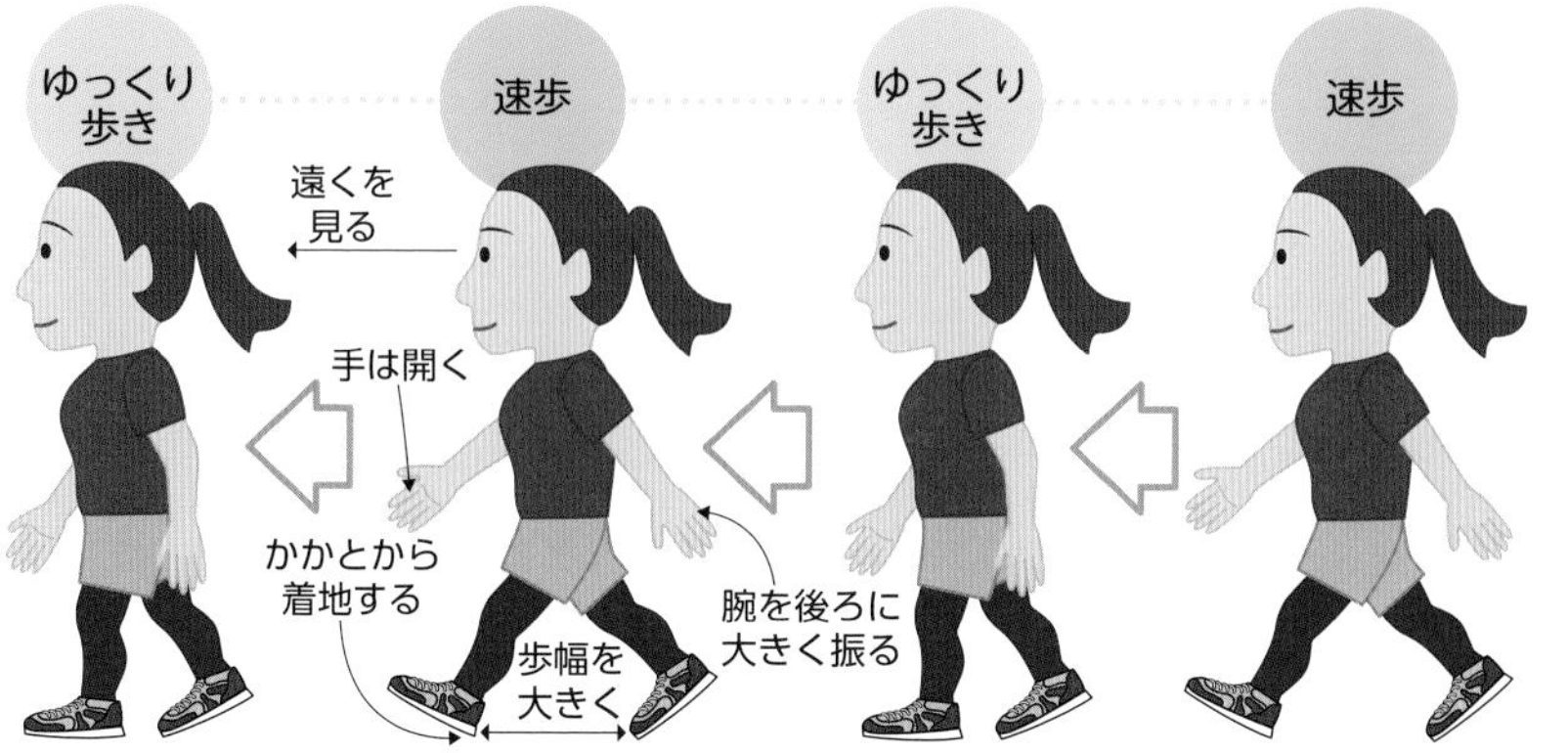
ゆっくり歩き
速歩
ゆっくり歩き
速歩
遠くを見る
手は開く
かかとから着地する
歩幅を大きく
腕を後ろに大きく振る

3分ずつを目安に
速度とゆっくり歩きを繰り返す

能勢 博:「歩き方を変える」だけで10歳若返る,2013より作図

36ページで紹介した歩幅だけでなく、歩行速度も認知症発症するリスクと関連があります。高齢者を対象に行った6年間の観察研究によると、認知症を発症した人の歩行速度は0・8(m/秒)、一方発症しなかった人は1・2(m/秒)と大きな開きがあります(右の図)。

歩くスピードが速い人とは、それだけ足腰が強いといえます。若い頃から運動習慣を取り入れて、下半身の強化に努めるといいでしょう。そして、ふだん街を歩くときも、早歩きを心掛けましょう。

通常のゆっくり歩き3分、さっさと歩くスピード歩き3分を交互に行う「インターバル速歩」(上の図)をウォーキングに取り入れると、筋力もアップ。軽度認知障害(MCI)が改善したという報告もあります。

# 週3回以上の運動で認知症リスクは下がる

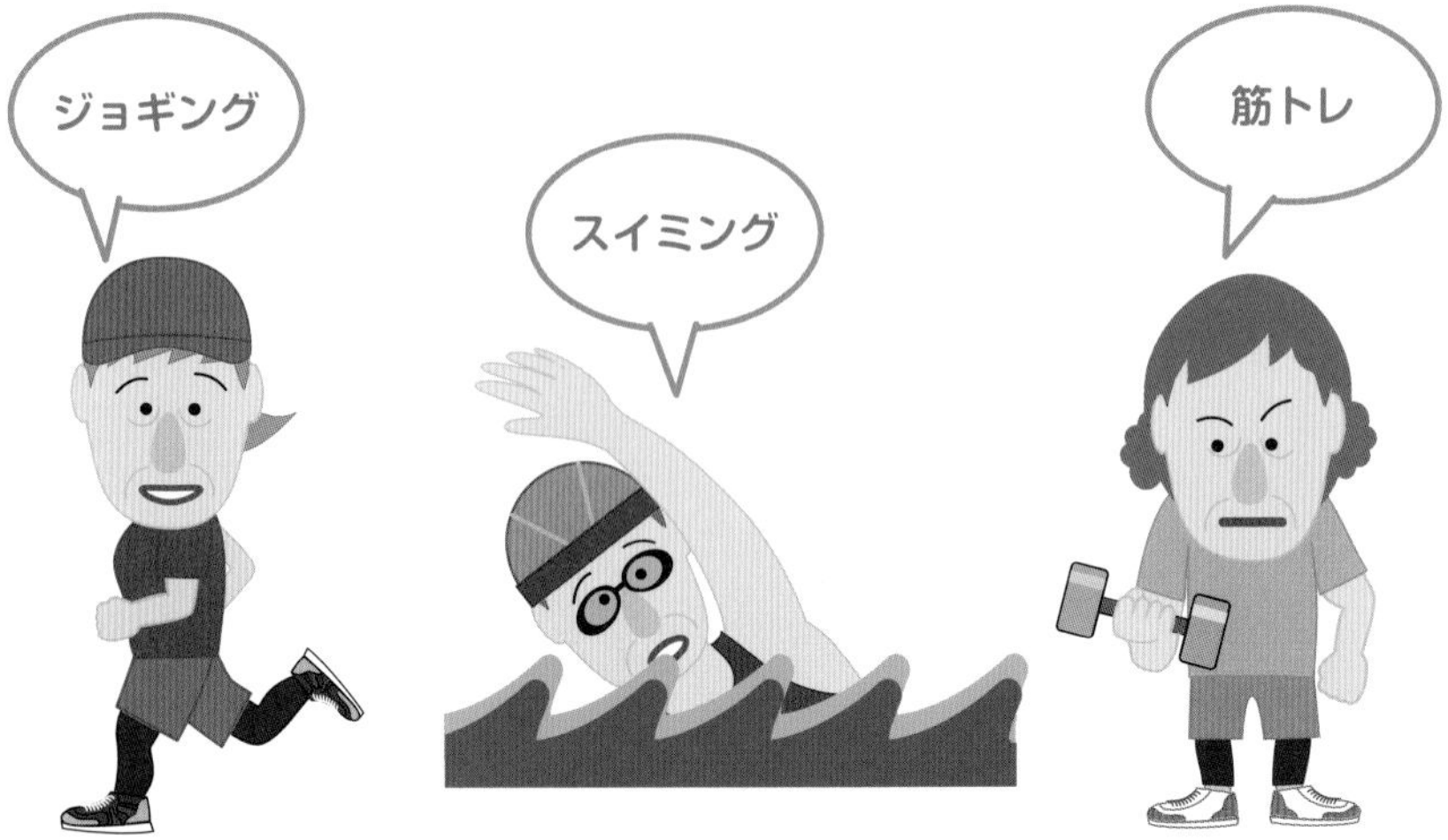
ジョギング
スイミング
筋トレ

週1回でも
効果はある

運動習慣と認知症発症リスク

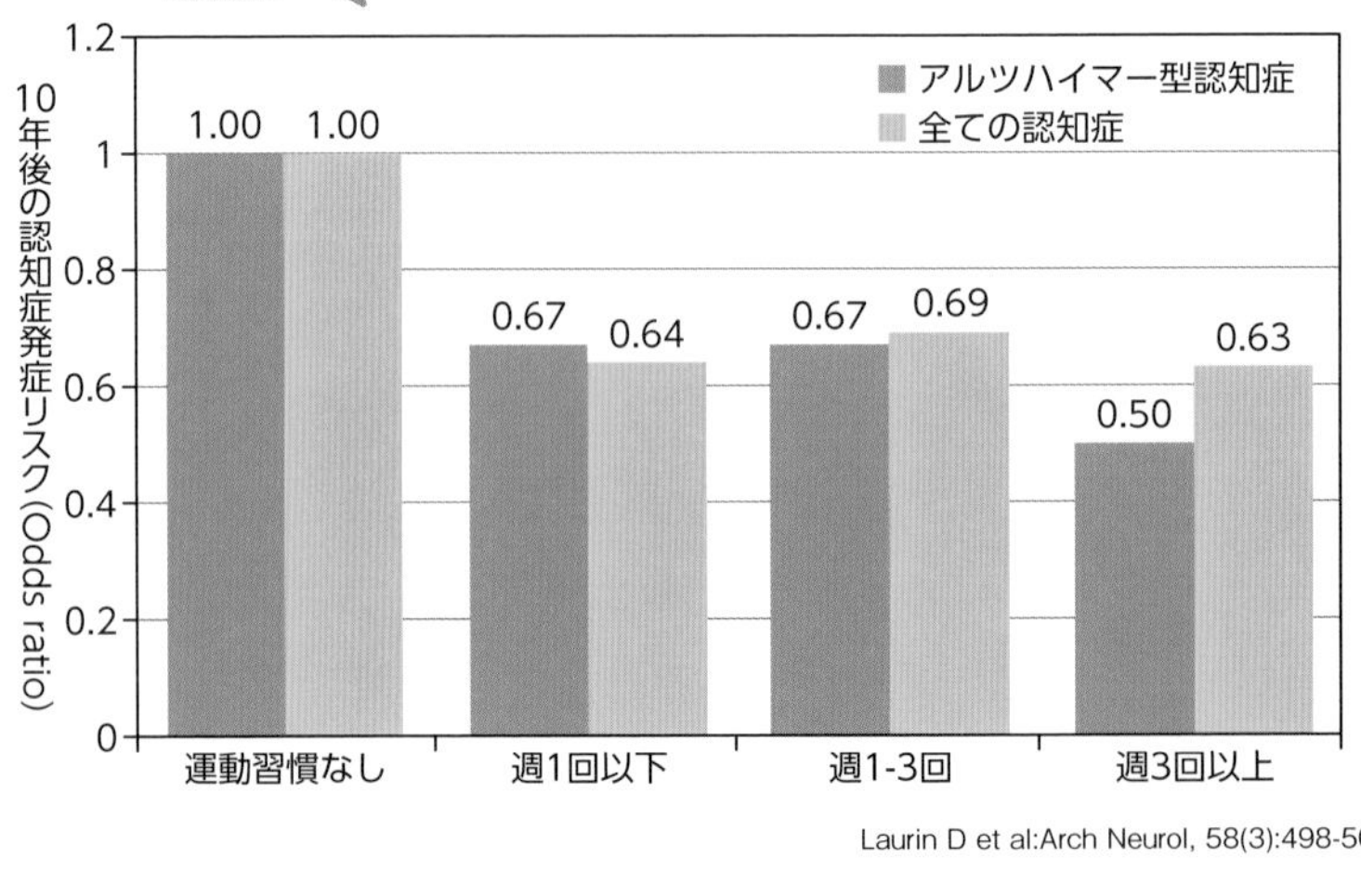
1.2
1
0.8
0.6
0.4
0.2
0
10年後の認知症発症リスク(Odds ratio)
アルツハイマー型認知症
全ての認知症
1.00
1.00
0.67
0.64
0.67
0.69
0.50
0.63
運動習慣なし
週1回以下
週1-3回
週3回以上

Laurin D et al:Arch Neurol, 58(3):498-504,2001より作図

週3回以上の運動でアルツハイマー病
発症リスクは半分以下に！

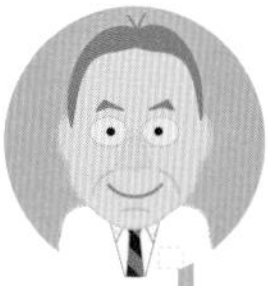

# 散歩じゃ足りない 競技スポーツはやりすぎ

負荷をかけすぎると
逆効果なことも

## 運動強度と認知症発症リスク

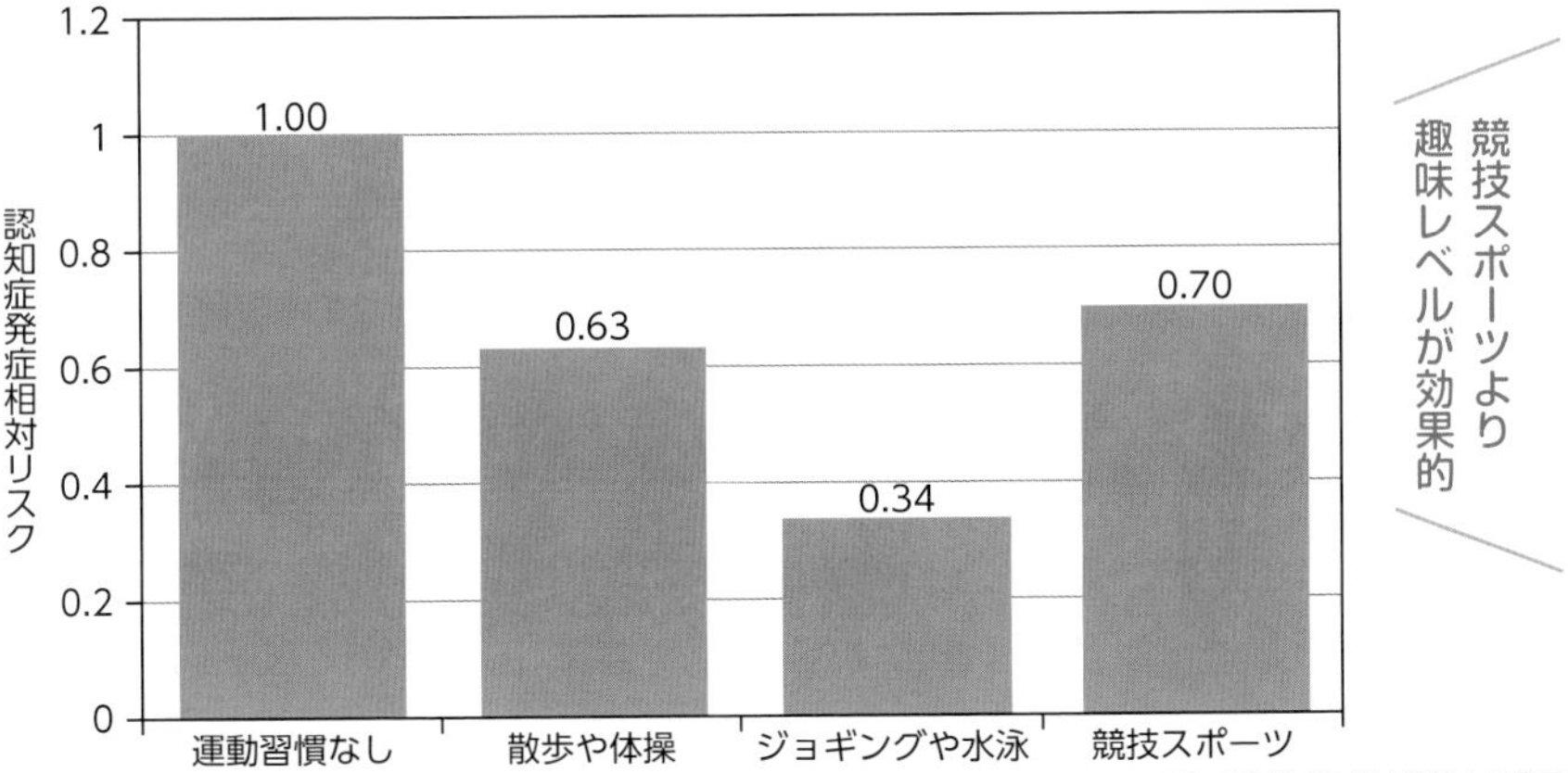


Andel R et al:J Gerontol A Biol Sci Med Sci,63(1):62-66,2008より作図

運動習慣がある人は、運動習慣がない人に比べ、アルツハイマー型をはじめすべての認知症の発症リスクが下がることがわかっています(右の図)。週に3回以上運動している人は、アルツハイマー型認知症のリスクは半分に! 週1回以下の不定期な運動でも3割以上少なくなります。

運動習慣により筋力低下を防ぐことはもちろん、脳も活性化します。

運動強度によっても、発症リスクに差が出ます。まったく運動をしない、散歩程度、趣味のテニスや水泳、競技スポーツをする人を比べたところ、「散歩するだけ」では足りず「競技スポーツの大会に出場」するほど頑張る必要はなく「趣味としてスポーツを楽しんでいる人」が、一番罹患リスクが下がることがわかりました(上の図)。

# 中年期が痩せ型なら認知症リスクは下がる

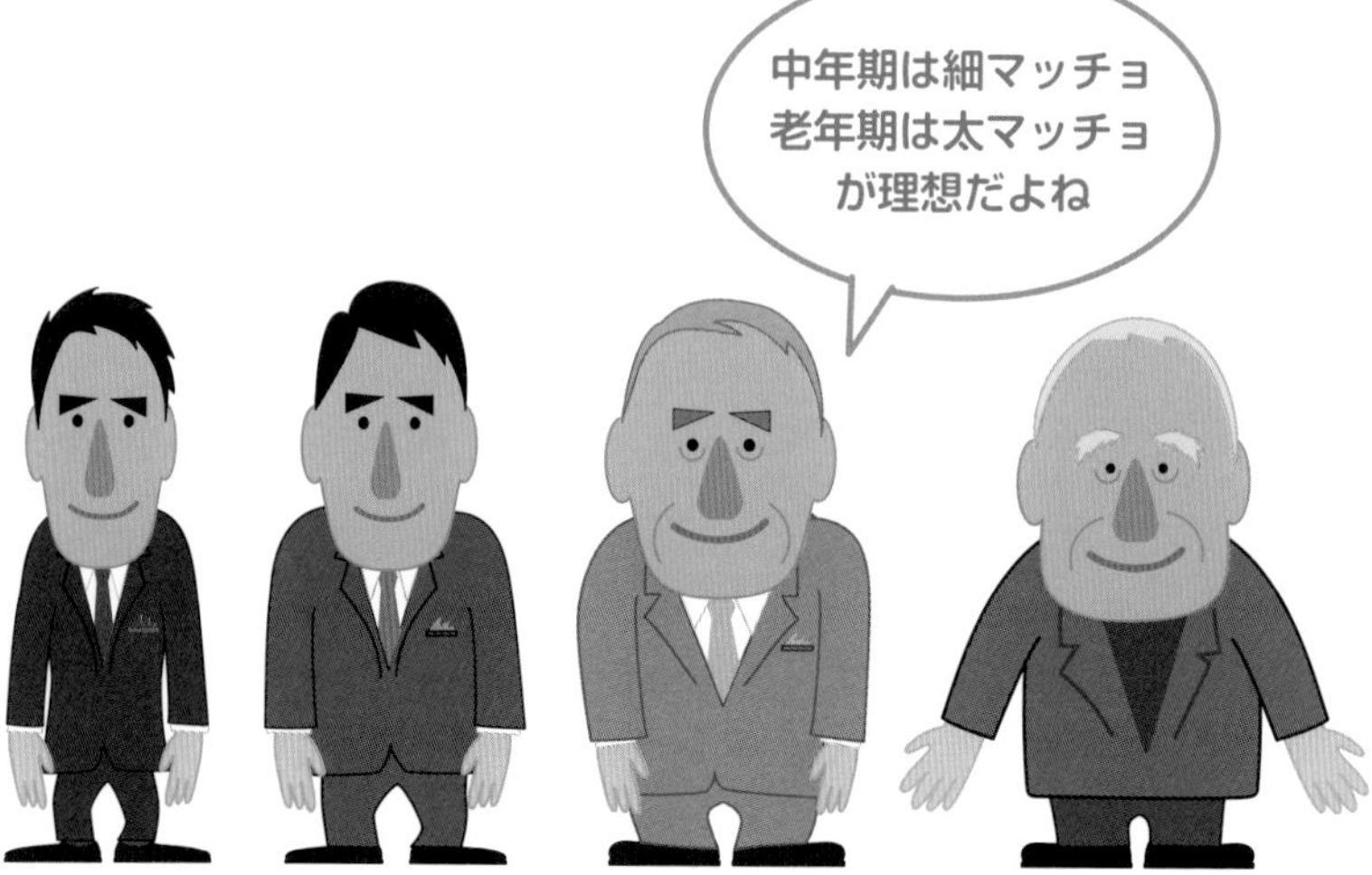
中年期は細マッチョ
老年期は太マッチョ
が理想だよね

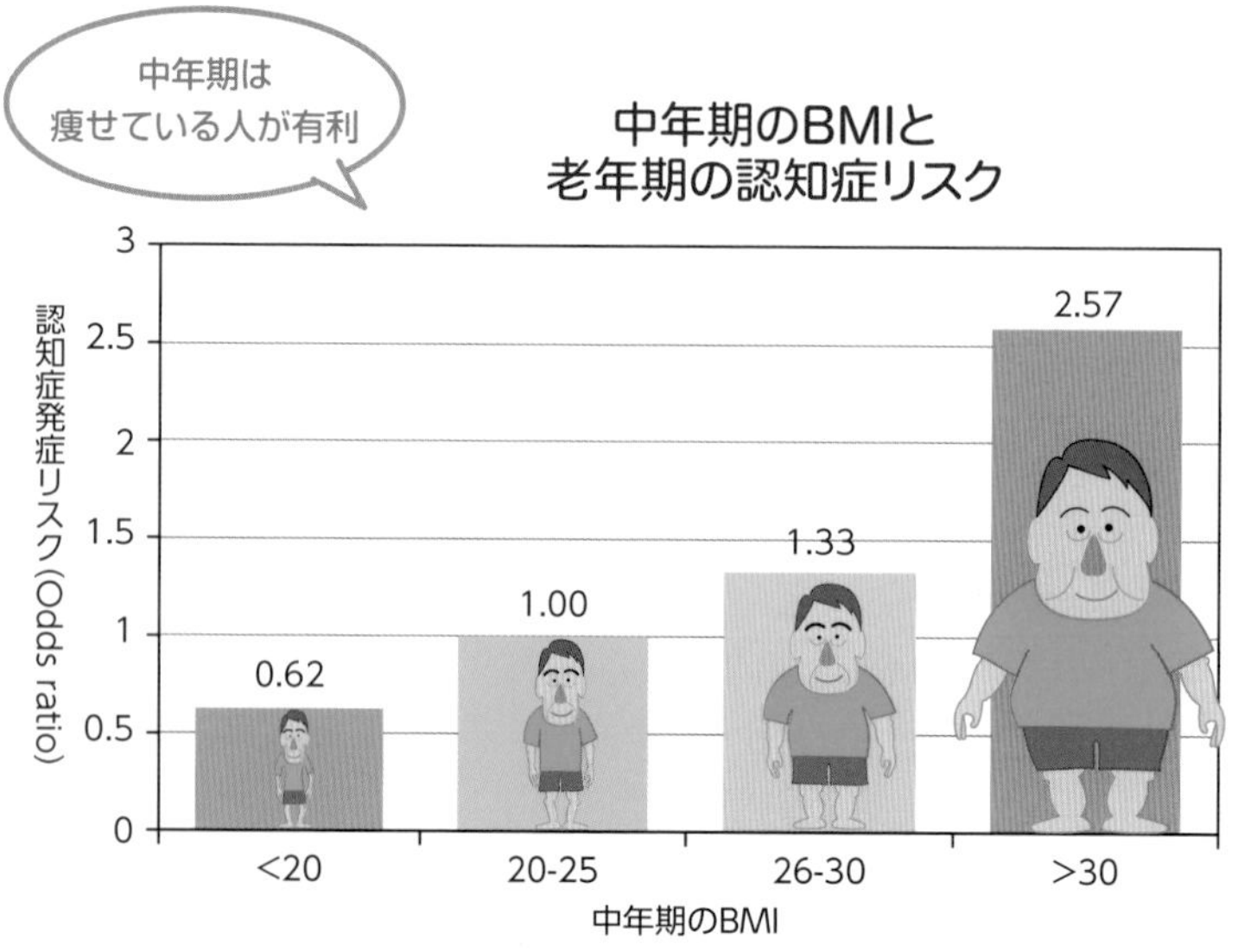


Xu WL et al:Neurology,76(18):1568-1574,2011より作図

中年期にBMIが高いと高齢になってから認知症を引き寄せる?!

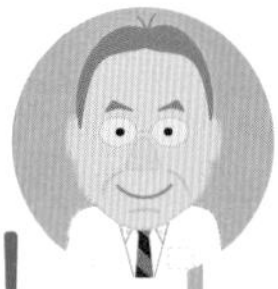

# 中年期は肥満予防 太鼓腹を引っ込める努力を！

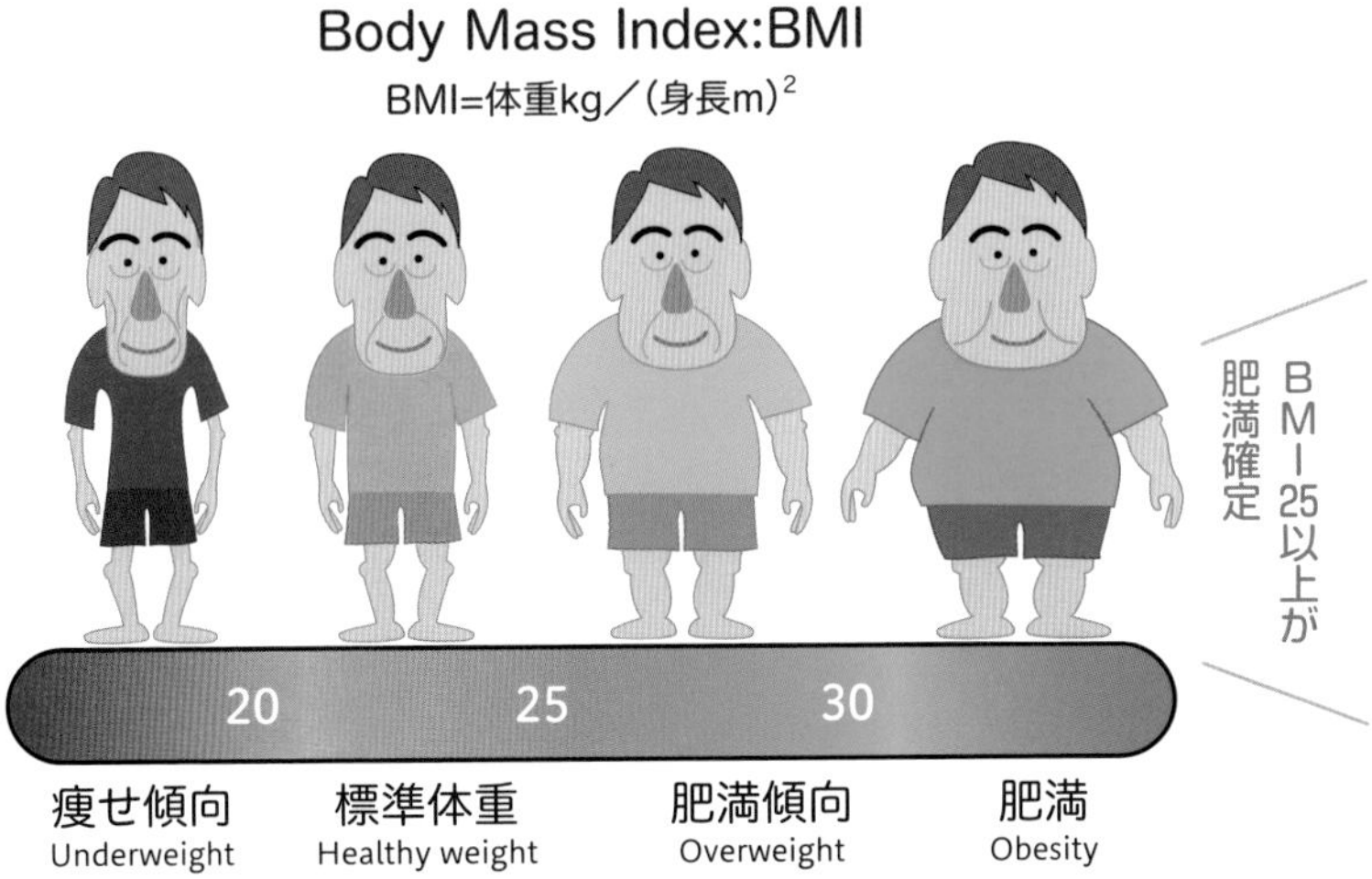
Body Mass Index:BMI
BMI=体重kg／(身長m)$^2$
ＢＭＩ25以上が肥満確定
20
25
30
痩せ傾向
Underweight
標準体重
Healthy weight
肥満傾向
Overweight
肥満
Obesity

日本人の食事摂取基準（2020年版）「日本人の食事摂取基準」策定検討会報告書:53-65,2019より作図
https://www.mhlw.go.jp/stf/newpage_08517.html

中年期に平均より痩せている人は、老年になって認知症を発症するリスクが低いことがわかっています(右の図)。

中年期にＢＭＩ(上の図で計算)が20〜25の標準の人を1とすると、20以下の人は0・62倍とリスクが下がり、26〜30の人は1・33倍、30以上の人は2・57倍もリスクが高まります。

太り気味の人、明らかに太っている人は、まずは自分のＢＭＩを知ることから始めましょう。ＢＭＩ30以上が肥満とされますので、この場合は減量が必要。食習慣、運動量などを徹底的に見直し、ＢＭＩ25以下を目指しましょう。

中年期の肥満は認知症のリスクを高め、さまざまな病気を引き寄せる原因になりますから、ダイエットは必須です。

# 70歳過ぎは小太りが認知症になりにくい

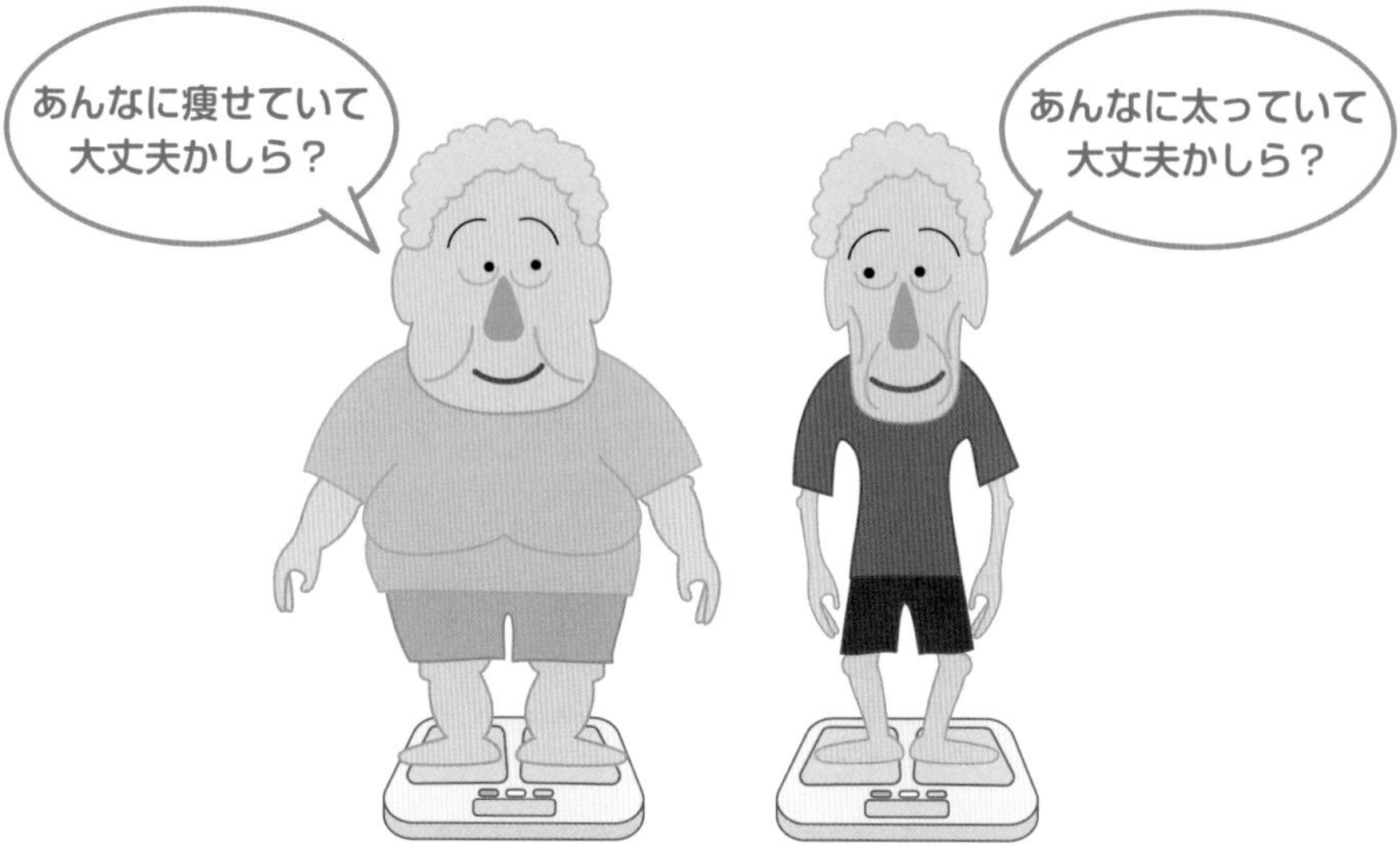

あんなに痩せていて
大丈夫かしら？
あんなに太っていて
大丈夫かしら？


老年期の体型と認知症リスク

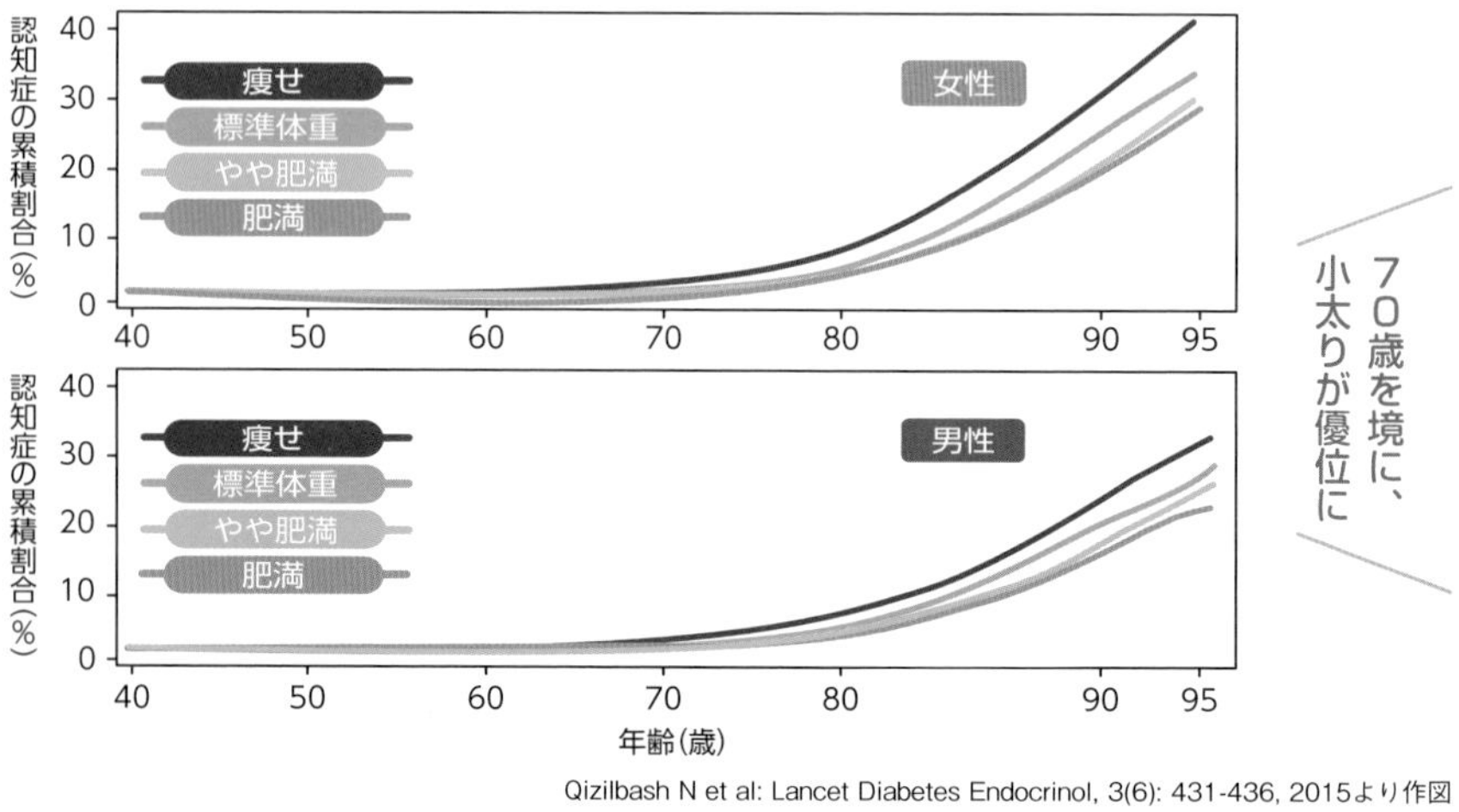


Qizilbash N et al: Lancet Diabetes Endocrinol, 3(6): 431-436, 2015より作図

# 高齢者の粗食は絶対ダメ！もりもり食べて太ろう！

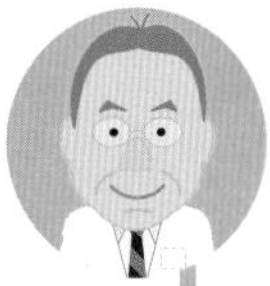

血清アルブミン値は、栄養状態を示す指標！

## 血清アルブミン値と認知症リスク

認知機能低下症例の割合：血清アルブミン四分位数の比較
1752例の高齢者、男性：699例、女性：1053例

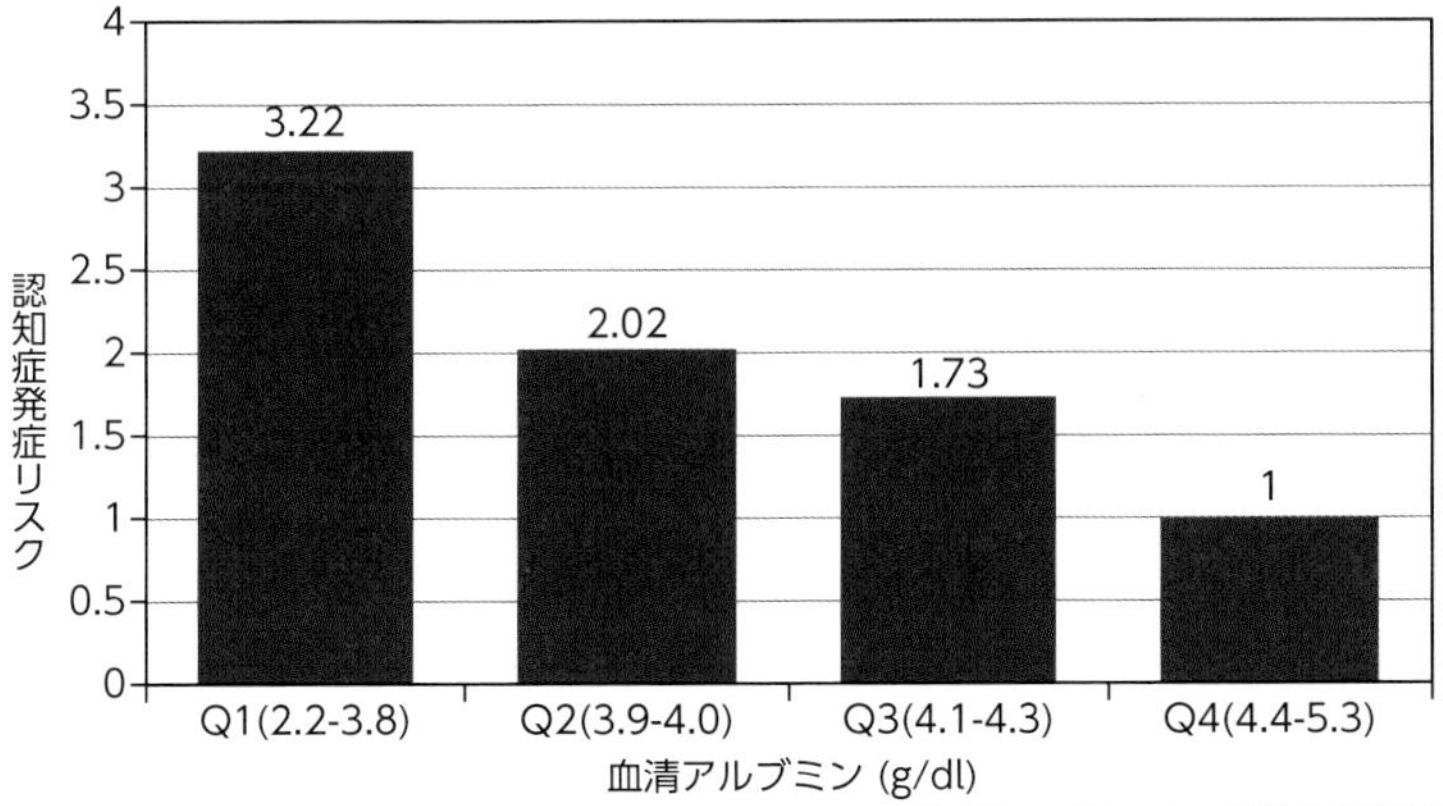


高齢者のフレイルは認知症発症を引き寄せる?

Xu WL et al:Neurology,76(18):1568-1574,2011より作図

中年期にあれほどメタボにならないよう警告されていましたが、70歳以降になると一転して痩せているほうが認知症発症リスクが高まります(右の図)。さらに、栄養状態が悪いと、そのリスクはより高まります(上の図)。

むしろ心配されるのは低栄養によるフレイルです。フレイルとは加齢によって心身ともに脆弱になることで、要介護状態に限りなく近い状態です。

フレイルに陥らないために最優先されるのは、日々の食生活の見直し。面倒だからとお茶漬けや菓子パンなどで済まさず1日3食をきちんと食べ、肉や魚、卵などタンパク質を毎日摂ることを心がけてください。同時に、体をある程度動かして筋肉をつけることも必要です。

# 耳の聞こえがよい人は認知症になりにくい

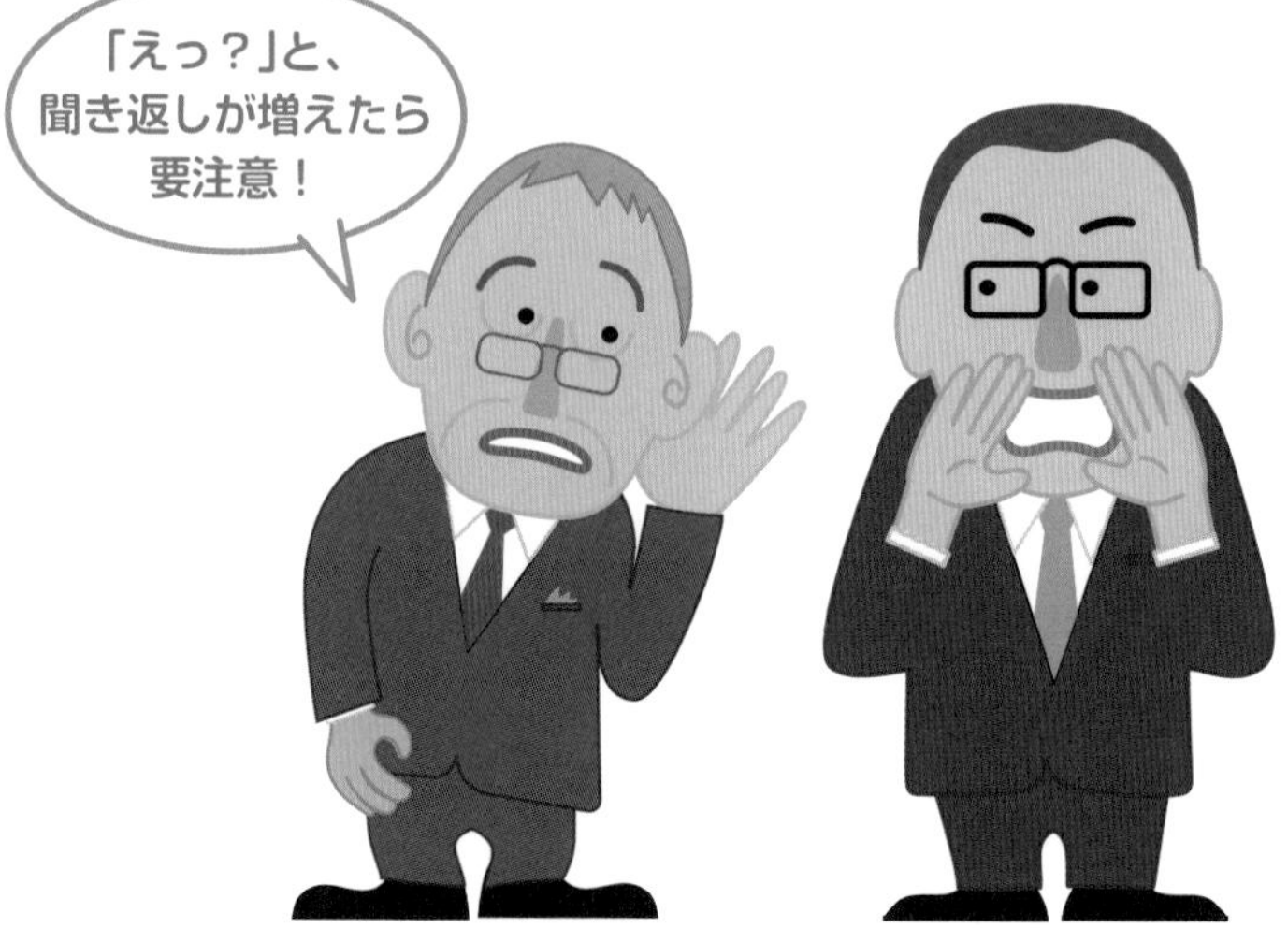

「えっ？」と、
聞き返しが増えたら
要注意！


### 難聴の程度と認知症リスク

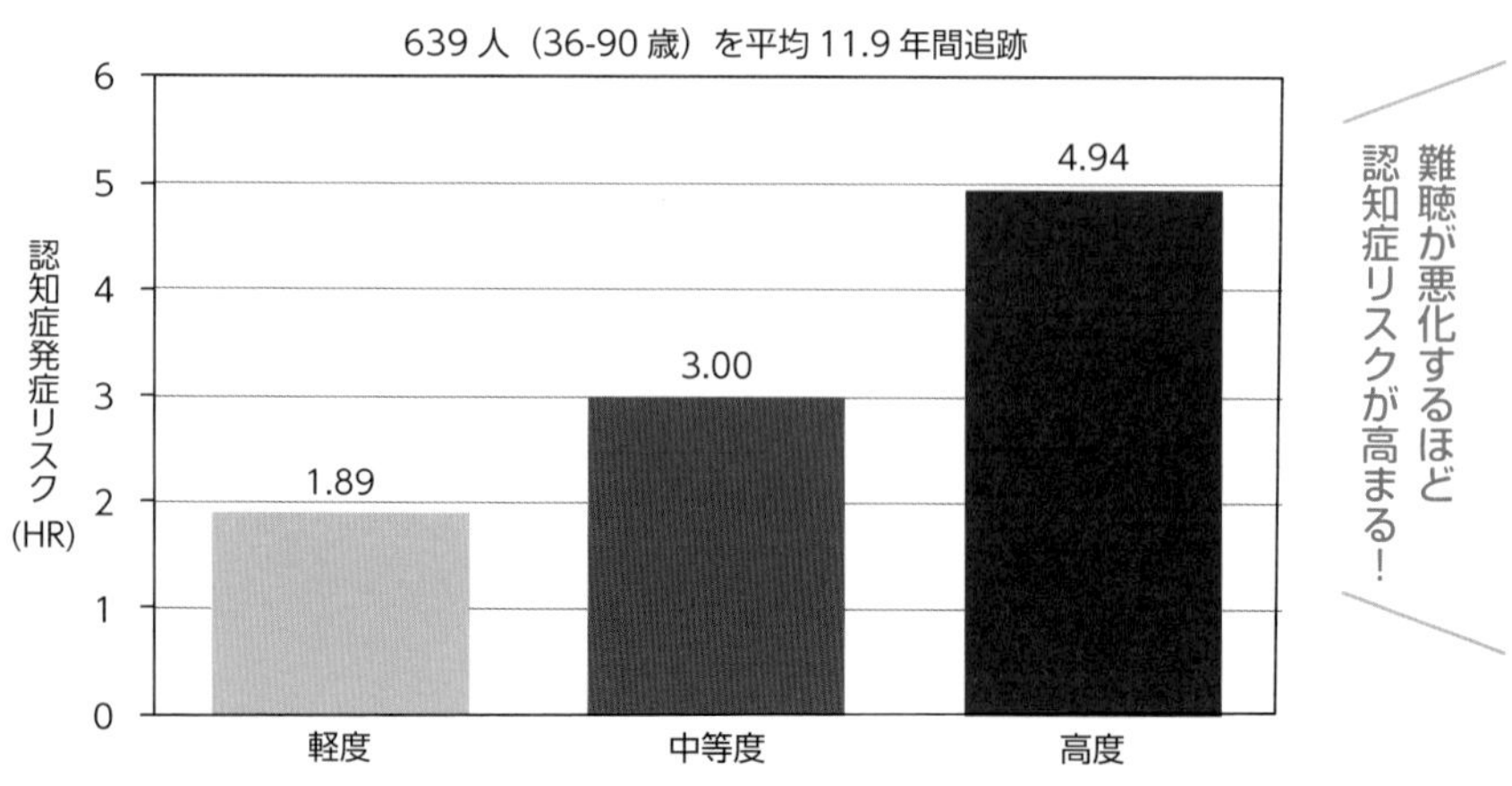

639人（36-90歳）を平均11.9年間追跡
認知症発症リスク(HR)
6
5
4
3
2
1
0
1.89
3.00
4.94
軽度
中等度
高度
難聴が悪化するほど認知症リスクが高まる！


Lin FR et al:Arch Neurol,68(2): 214-220,2011より作図

# 難聴の治療＋自分に合った補聴器の装着を

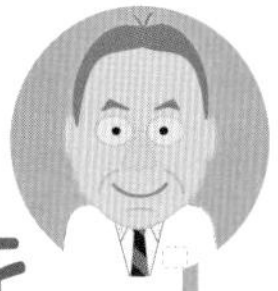

耳の聞こえが悪いと…

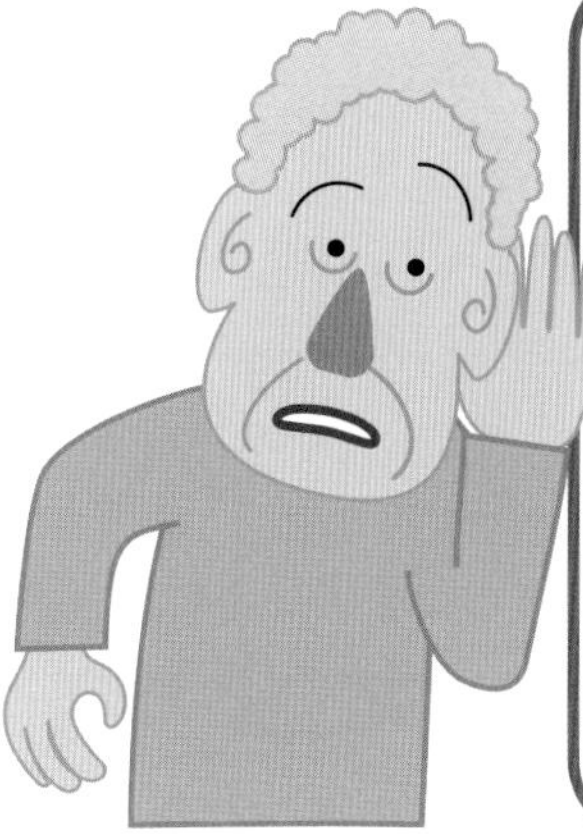

- 話を正確に把握できない
- 会話が面倒・億劫
- ニュースが聞き取れない
- ドラマが理解できない
- テレビやラジオに無関心
- 音楽にも関心が薄れる
- 人に会うのが面倒・億劫
- 外出が面倒・億劫
- お洒落しなくなる
- 物事全般に消極的になる、など

難聴でない人の認知症発症リスクを1とした場合、軽度の難聴の人で1・89倍、中等度の人で3倍、高度の難聴の人では4・94倍認知症になるリスクが高まります（右の図）。騒音のひどい職場で働いている人は要注意。ヘッドホンやイヤホンで大音量の音楽を聴くことも避けたほうが賢明です。

難聴は、単に聞こえの問題だけではありません。人の話が聞き取れず会話が面倒になったり、テレビやラジオの音が聞こえづらいから社会の出来事に無関心になったりします。孤立につながることが認知機能の低下を招き、認知症発症のリスクが高まります（上の図）。

聞こえづらいと感じたら専門医を受診して治療してください。場合によっては、補聴器で聞こえを改善することが望まれます。

# 定期的な歯科受診で認知症リスクが低下

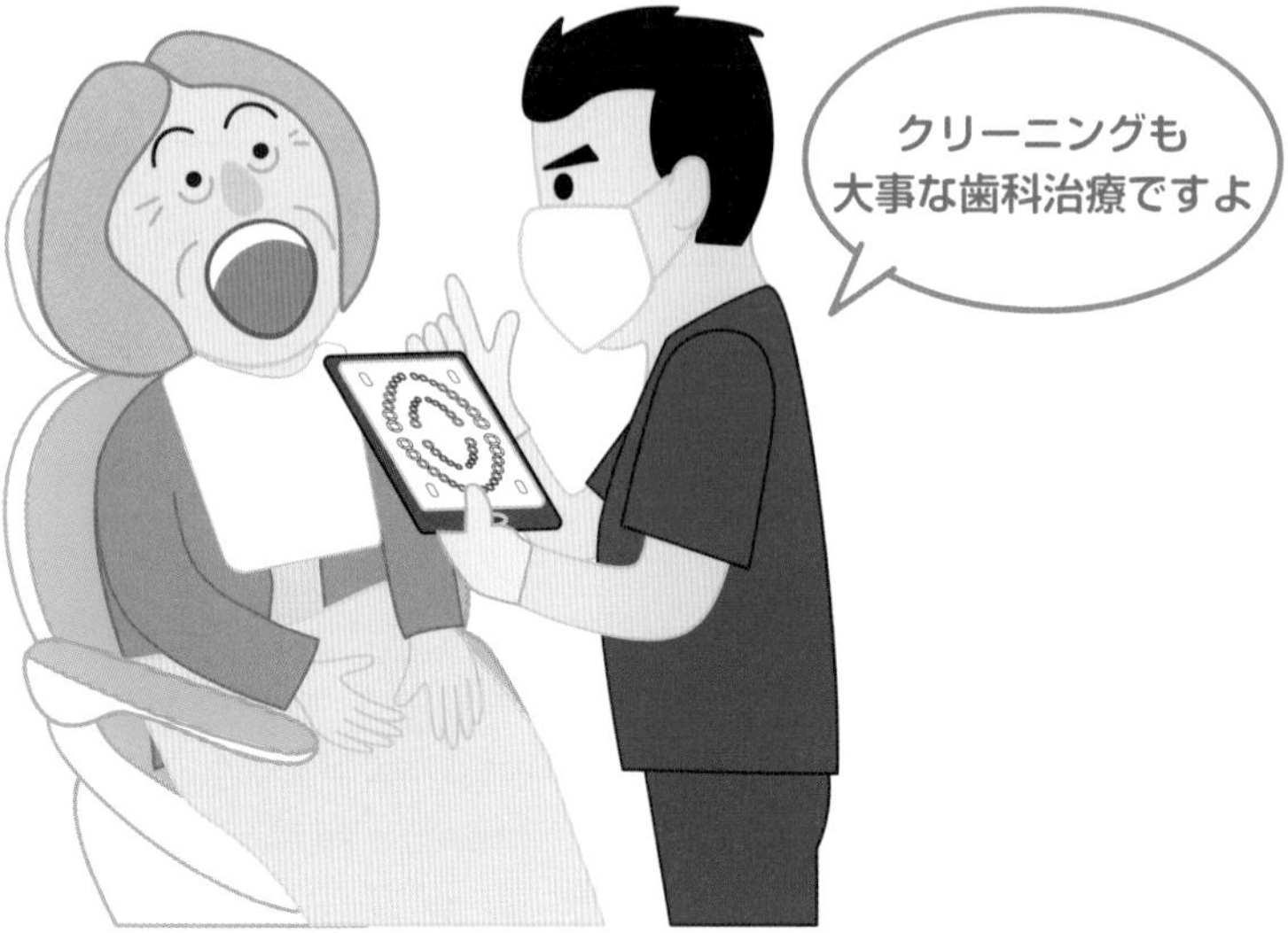
クリーニングも
大事な歯科治療ですよ

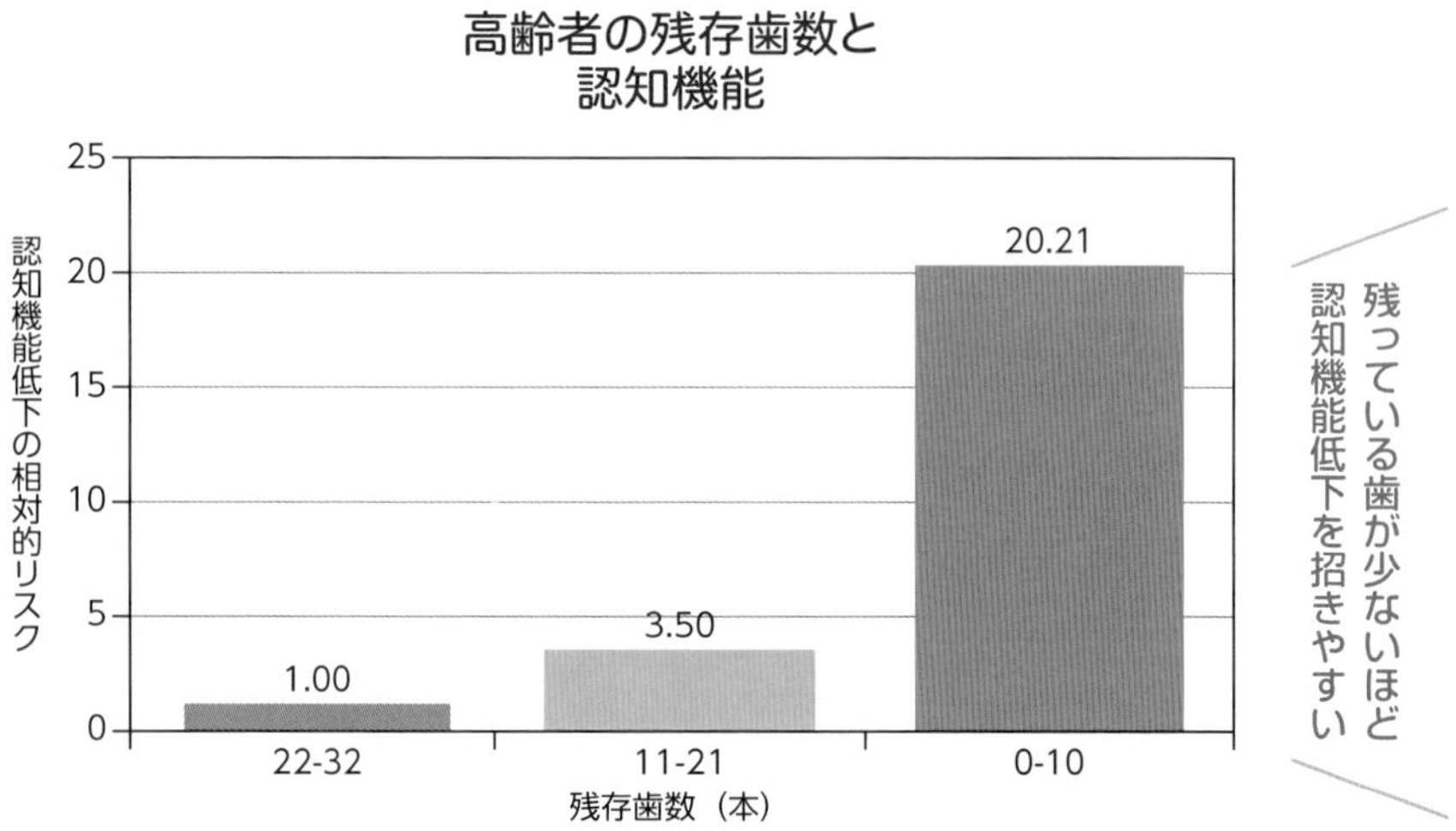
高齢者の残存歯数と
認知機能
認知機能低下の相対的リスク
25
20
15
10
5
0
1.00
3.50
20.21
22-32
11-21
0-10
残存歯数（本）
残っている歯が少ないほど
認知機能低下を招きやすい

Saito Y et al:Annals of General Psychiatry,12:20,2013より作図

# 歯磨きと定期検診でオーラルフレイルを撃退！

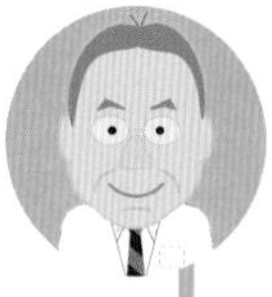

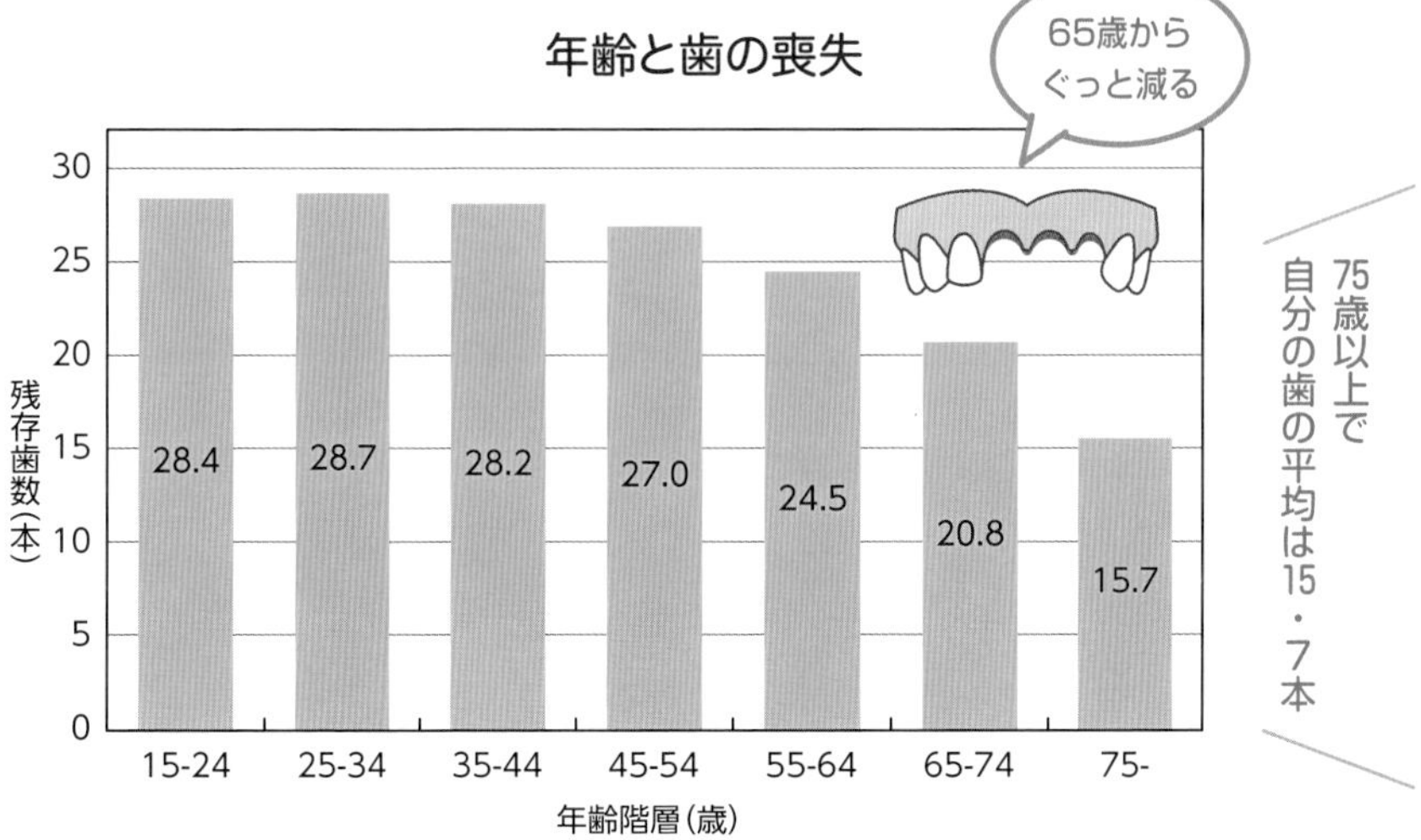
年齢と歯の喪失
65歳から
ぐっと減る
30
25
20
15
10
5
0
残存歯数(本)
28.4
28.7
28.2
27.0
24.5
20.8
15.7
15-24
25-34
35-44
45-54
55-64
65-74
75-
年齢階層(歳)
75歳以上で
自分の歯の平均は15・7本

厚生労働省　e-ヘルスネット2016年歯科疾患実態調査より
https://www.e-healthnet.mhlw.go.jp/information/teeth/h-04-001.html

残っている歯の数が22～32本の高齢者に対し、10本以下の高齢者の認知機能低下のリスクは、なんと20倍(右の図)！

歯がないとよく噛めないので、食事摂取量が減少し低栄養となりフレイルという流れ。あるいは、歯がないと恥ずかしくて話したくないと思うようになり外出が少なくなり、社会的に孤立するといった、いずれも認知症を引き寄せるような要因となってしまうのです。

65歳を過ぎると、歯の喪失がぐっと増えます(上の図)から要注意。毎食後の歯磨きを習慣にし、虫歯や歯周病は放置せずに歯科を受診して適切な治療を受けてください。

また、すでに歯がない場合も口腔衛生管理と正しい義歯の装着が認知機能低下を防いでくれます。

# 睡眠が足りていると認知症リスクは低い

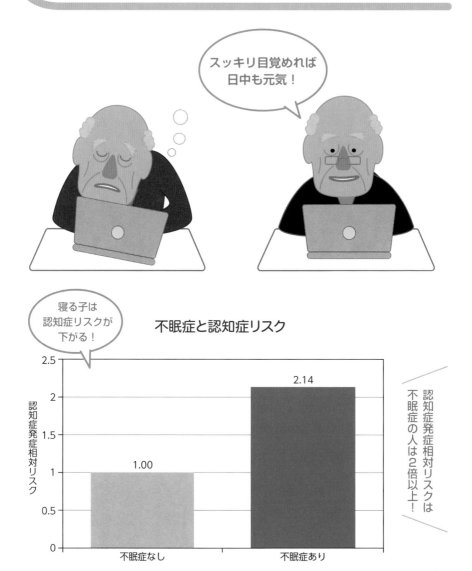

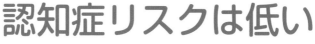

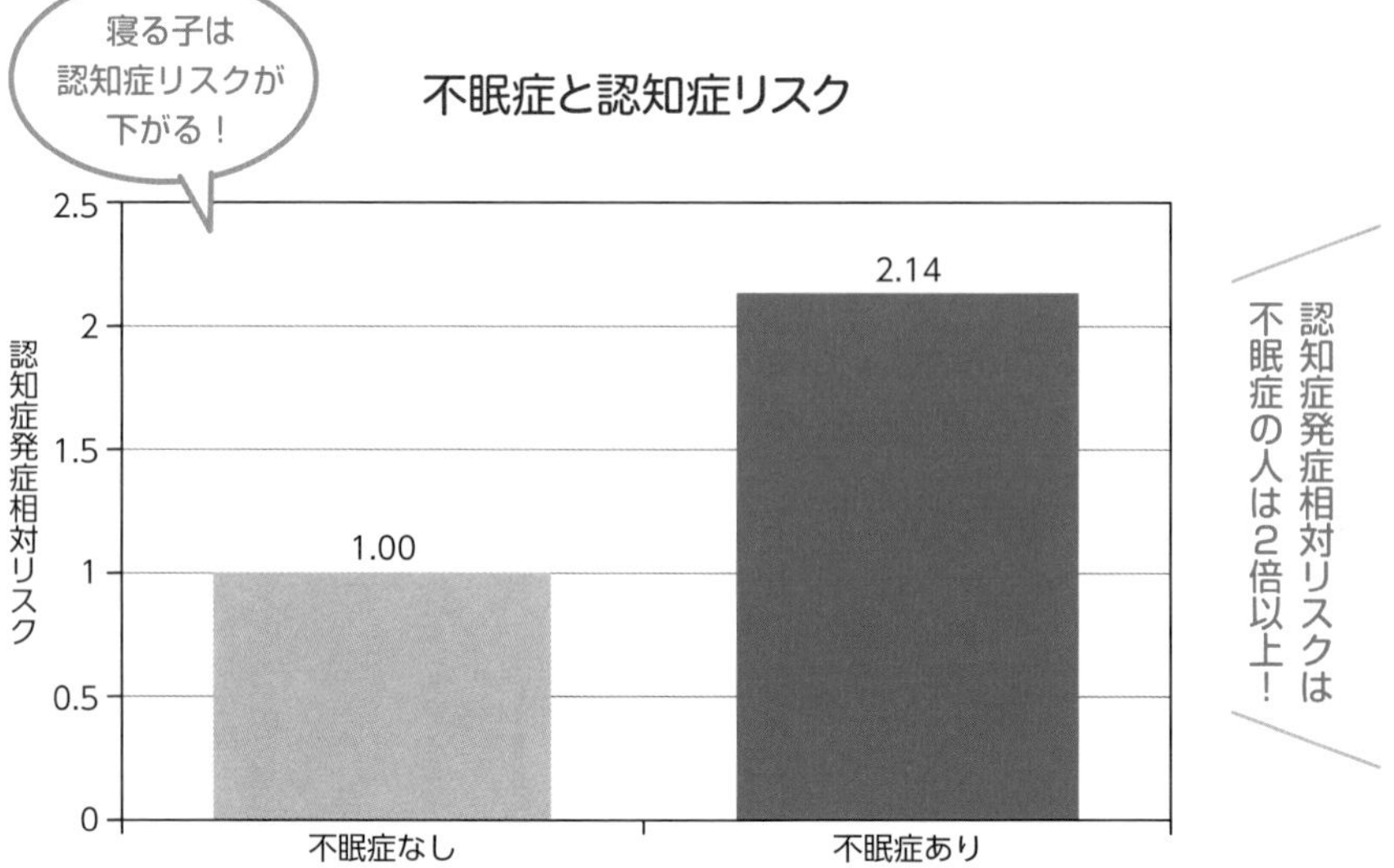


スッキリ目覚めれば
日中も元気！

不眠症なし
不眠症あり

CM Hung et al:BMC Psychiatry,18:38,2018より作図

# 睡眠時間は7時間が目安！寝過ぎはかえってNG

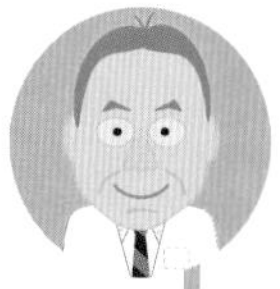

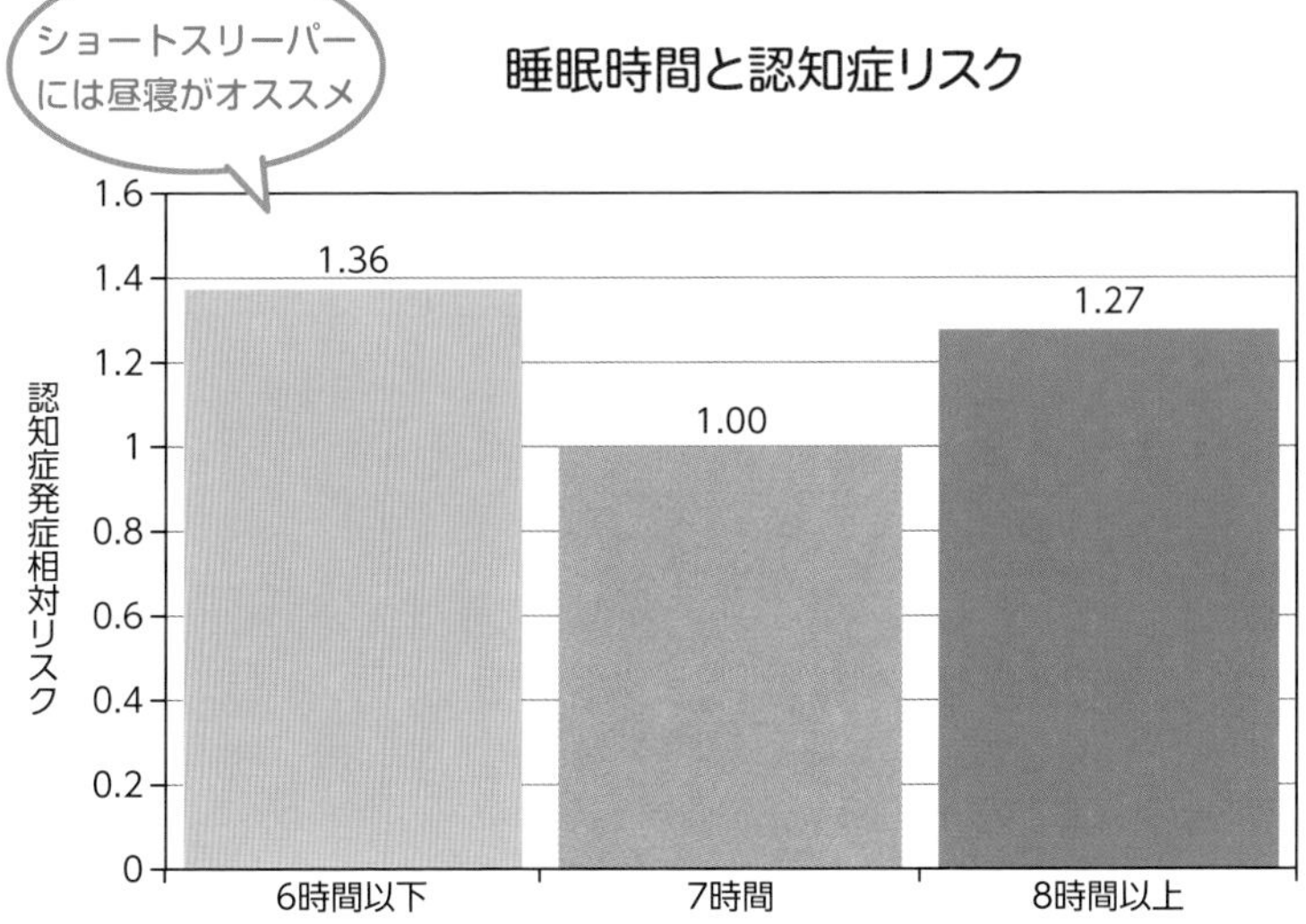


睡眠は長すぎても認知症リスクは上がる

Chen JC et al:Alzheimers Dement,12(1): 21-33,2016より作図

アルツハイマー病は脳細胞内にアミロイドβ（ベータ）が蓄積されることが原因といわれています。そのアミロイドβは、ノンレム睡眠（脳・体ともに眠っている状態）中に脳内から排出されるので、睡眠が重要になります。不眠症のない人に比べ、不眠症の人は認知症のリスクが2・14倍に跳ね上がります（右の図）。

ただし、寝過ぎもよくありません。適正な睡眠は7時間前後とされています（上の図）。ショートスリーパーや寝不足の人は、30分程度の昼寝を取り入れるといいでしょう。眠れないからとベンゾジアゼピン系睡眠薬を常用する人は要注意です。体内時計が狂い混乱状態を引き起こすことがあるばかりか、認知症のリスクが高まるという研究結果もあります。

COLUMN

# 高齢者とは違う深刻な問題も……「若年性認知症」

## 若年性認知症の特徴

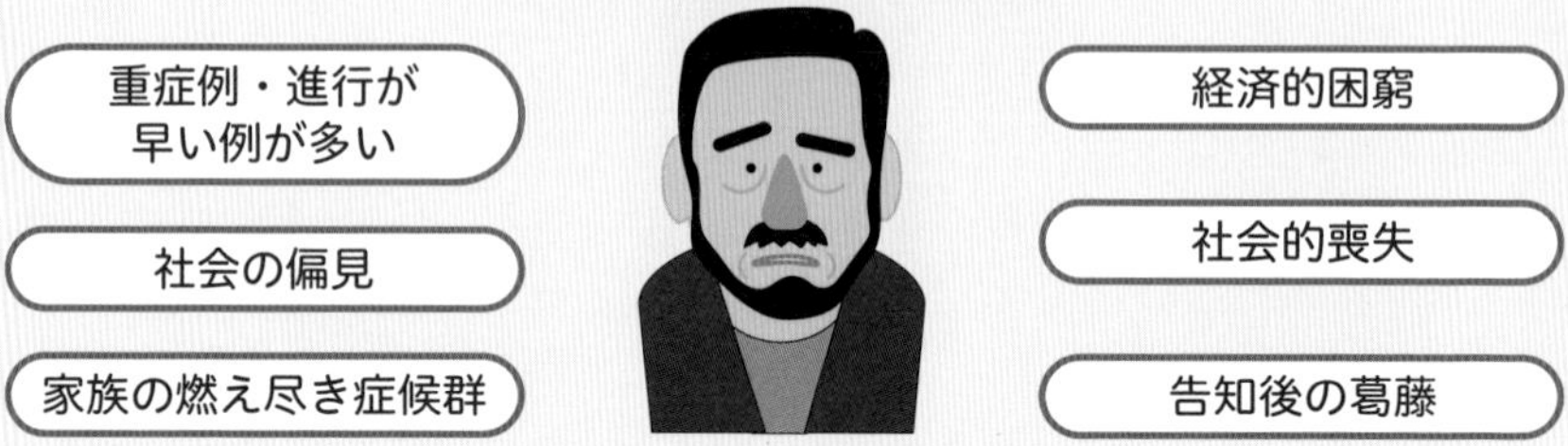
重症例・進行が
早い例が多い
社会の偏見
家族の燃え尽き症候群
経済的困窮
社会的喪失
告知後の葛藤

認知症は高齢者に多い病気ですが、65歳以下で発症することがあり、これを「若年性認知症」と呼びます。男性の方が多いことが特徴。2020年の発表では、現在全国で35,700人とされています。

原因となるのは、高齢になってからの認知症と同じくアルツハイマー病が最も多く、次いで血管性認知症、前頭側頭型認知症と続きます。前頭側頭型認知症は、認知症全体では１％程度の割合に過ぎませんが、若年性認知症では１割近くを占めています。

本人も配偶者も年齢が若いだけに「私が治してあげる！」などと配偶者が頑張り過ぎてしまい、しかし治る病気ではありませんから燃え尽き症候群に陥ってしまうことも問題です。

働き盛りの年代のため、仕事に支障をきたし約７割が退職を余儀なくされるといわれ、生活の基盤が崩れてしまう事態に陥ることもあります。本人も家族も今後の病状に対する不安も大きいでしょう。そのため、さまざまな相談に対応する「若年性認知症支援コーディネーター」が各都道府県に配置されています。

# 第3章

# 認知症と生活習慣

血圧から喫煙まで
なりにくい　なりやすいを
検証してみました

# 高血圧を治療・管理すれば認知症リスクは下がる

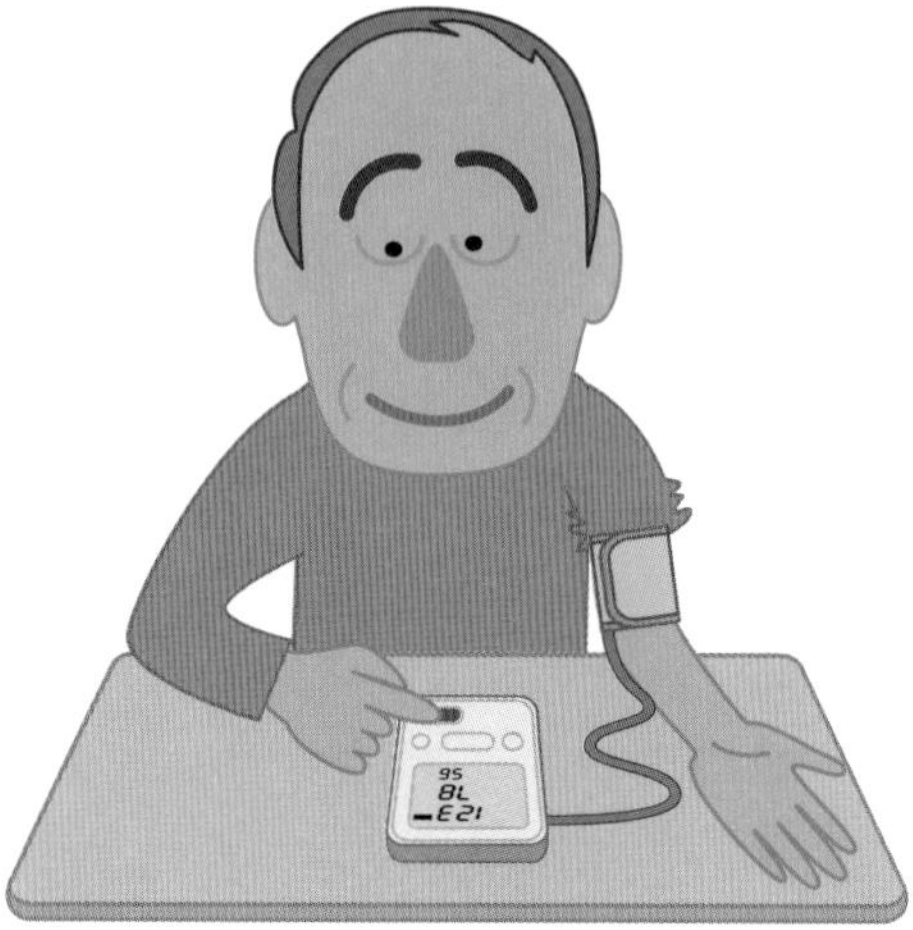

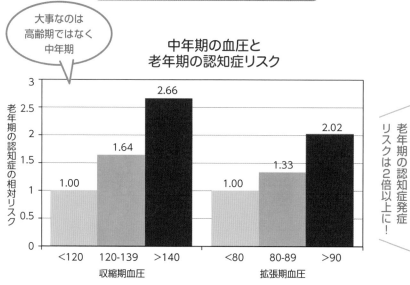

大事なのは
高齢期ではなく
中年期

中年期の血圧と
老年期の認知症リスク

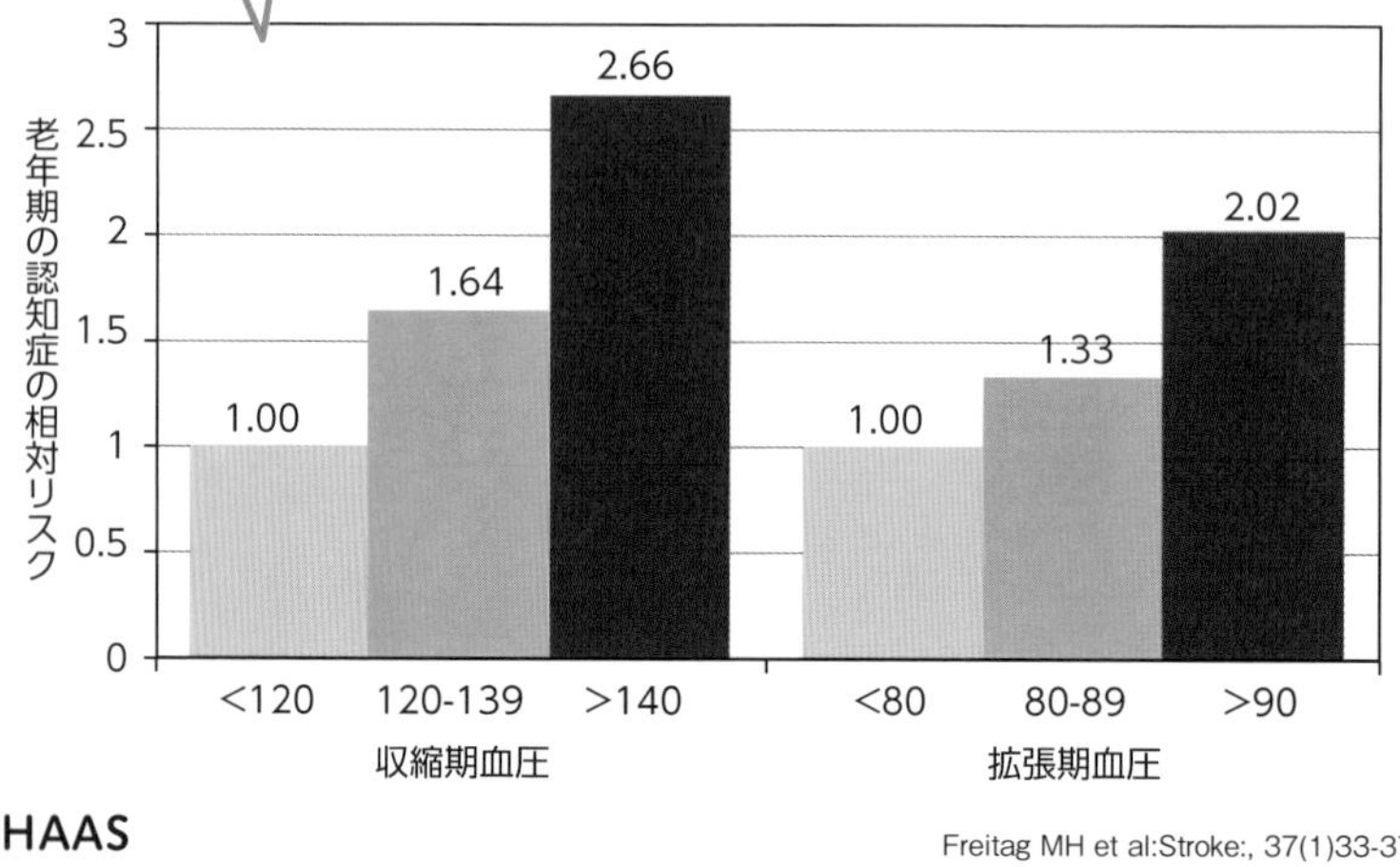


中年期の血圧放置で老年期の認知症発症リスクは2倍以上に！

HAAS

Freitag MH et al:Stroke:, 37(1)33-37, 2005より作図

# 降圧治療を受ければ、認知症発症リスクが55%もダウン

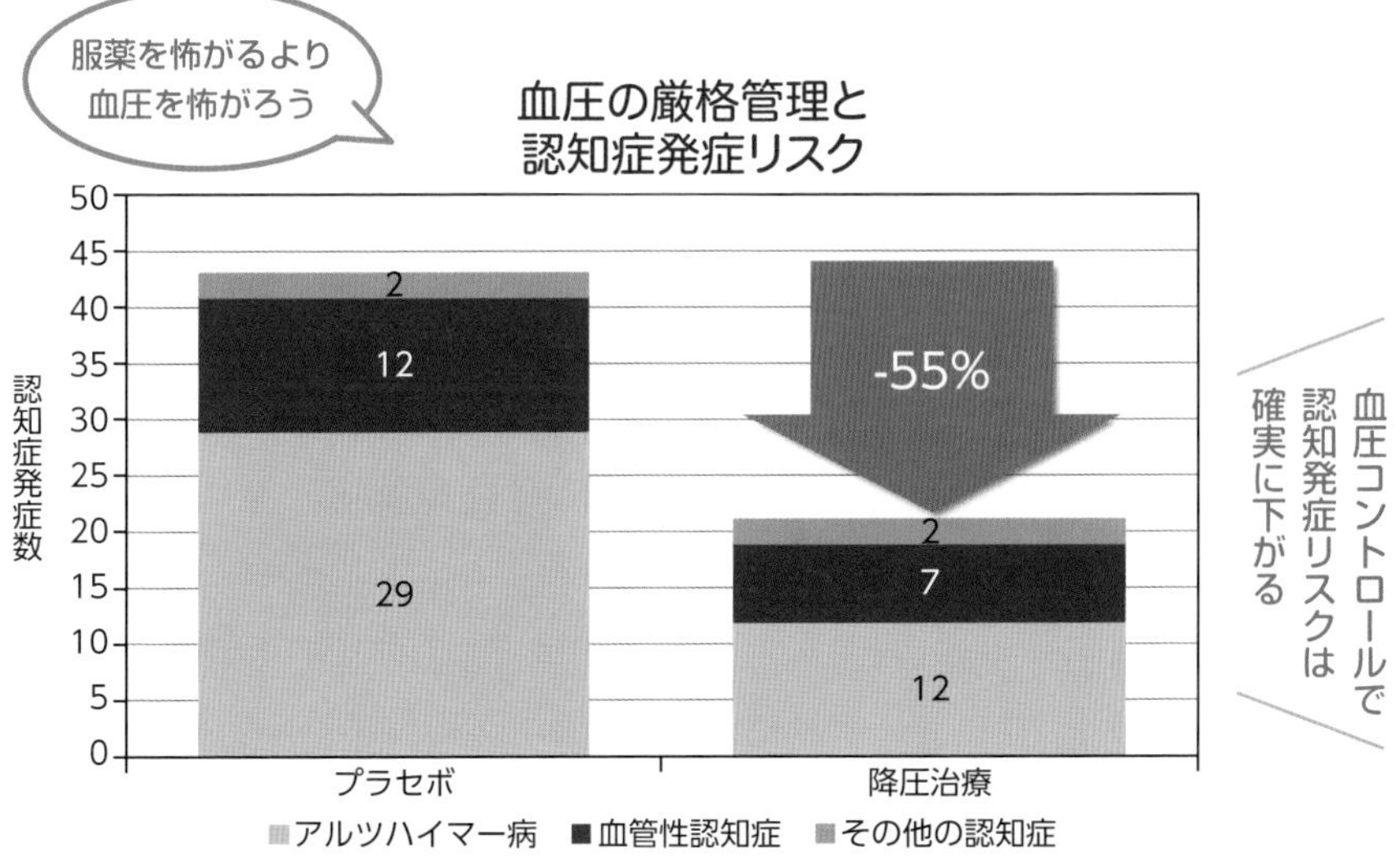
服薬を怖がるより
血圧を怖がろう
血圧の厳格管理と
認知症発症リスク
認知症発症数
50
45
40
35
30
25
20
15
10
5
0
2
12
29
-55%
2
7
12
プラセボ
降圧治療
アルツハイマー病
血管性認知症
その他の認知症
血圧コントロールで
認知発症リスクは
確実に下がる

Syst-Eur

Forette F et al:Arch Int Med, 162(18):2046-2052, 2002より作図

健康診断で高血圧気味と判断されても、まだ若いのでもう少し様子をみようと思って、治療をしていない人は要注意です。なぜなら、認知症になるリスクは、高齢期になって高血圧と診断された人よりも、中年期に高血圧だった人のほうが圧倒的に高いのです(右の図)。一方、中年期から降圧剤の服用をしてきた人はアルツハイマー病・血管性認知症などのリスクが、未治療の人に比べ55%も下がります(上の図)。

「薬を飲むのはなんとなく嫌」という理由で放置していると、その間に動脈硬化は徐々に進みます。中年期からの血圧管理は、将来のアルツハイマー病、血管性認知症、そして、血管性認知症を引き起こす脳卒中の最大の防御となりますから、今すぐ始めてください。

# 糖尿病も治療で認知症リスクは下がる

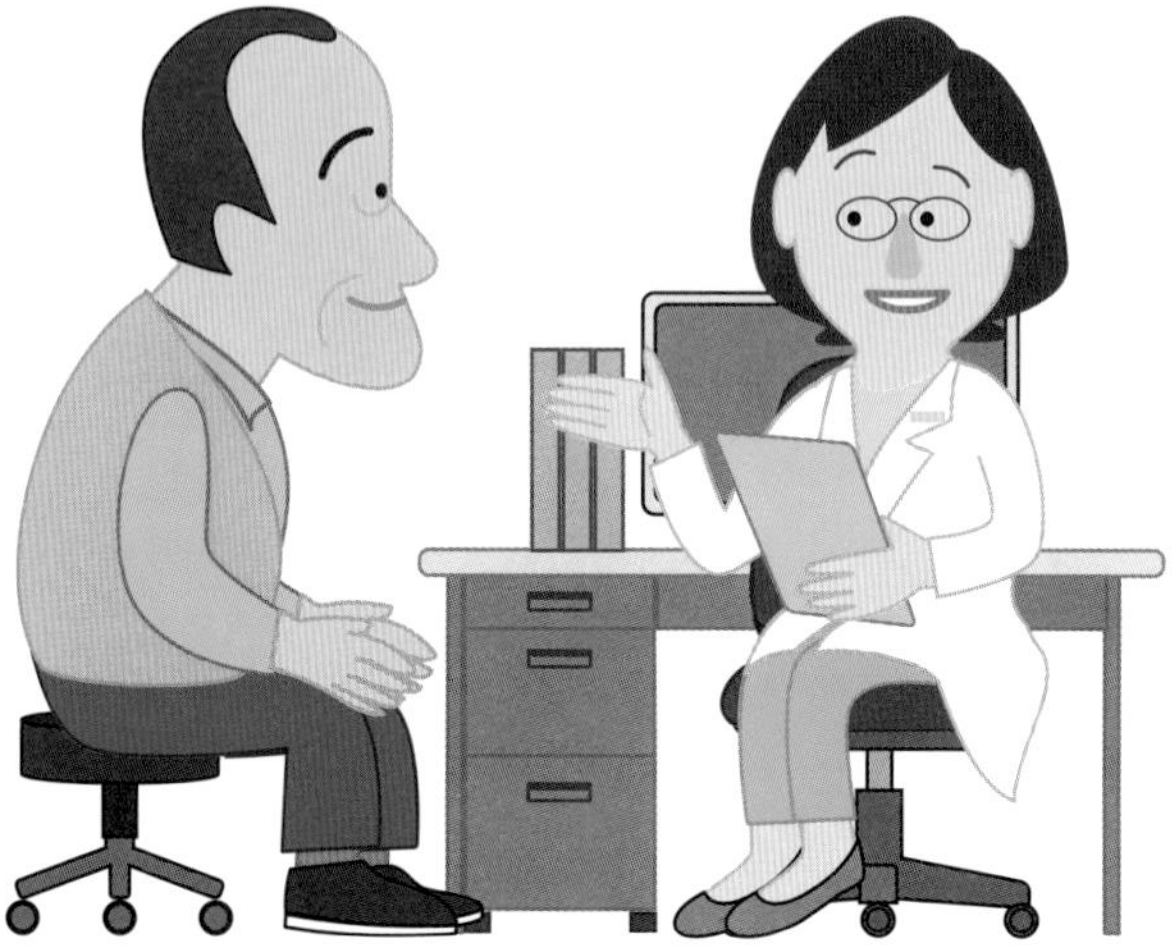

糖尿病で怖いのは
合併症だけでなく、
認知症もだった

糖尿病と認知症発症率

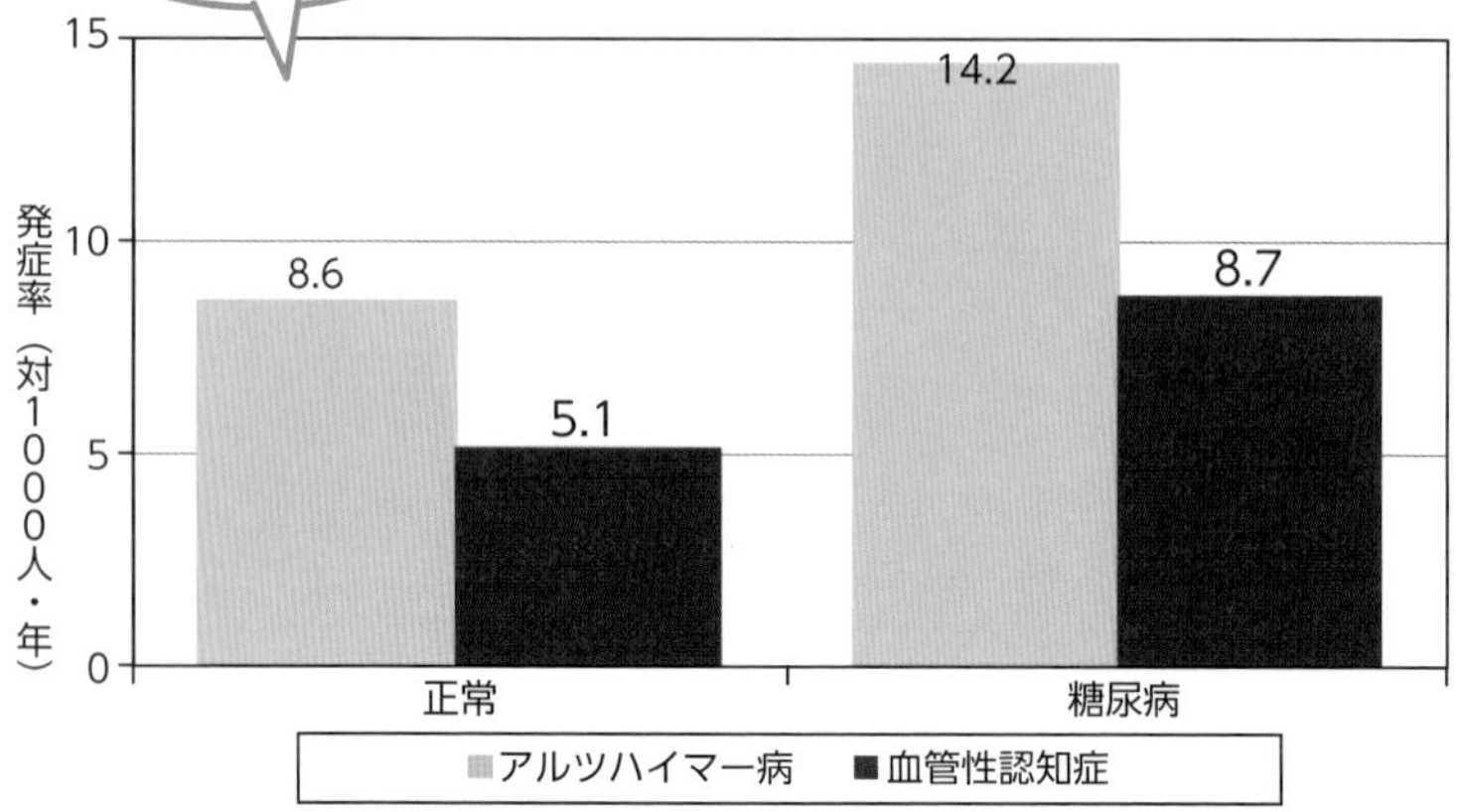

15
10
5
0
発症率（対1000人・年）
8.6
5.1
14.2
8.7
正常
糖尿病
アルツハイマー病
血管性認知症


アルツハイマー病、血管性認知症とも糖尿病患者の発症率は高い

Hisayama Study

Ohara T et al: Neurology 77(12):1126-1134, 2011より作図

# 糖尿病は「サイレントキラー」、治療継続が大事

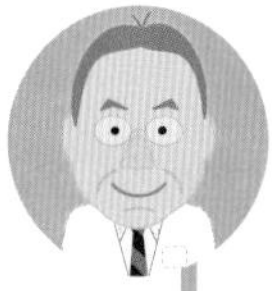

薬を服用したら、血糖値管理が大切

## 重症低血糖と認知症リスク

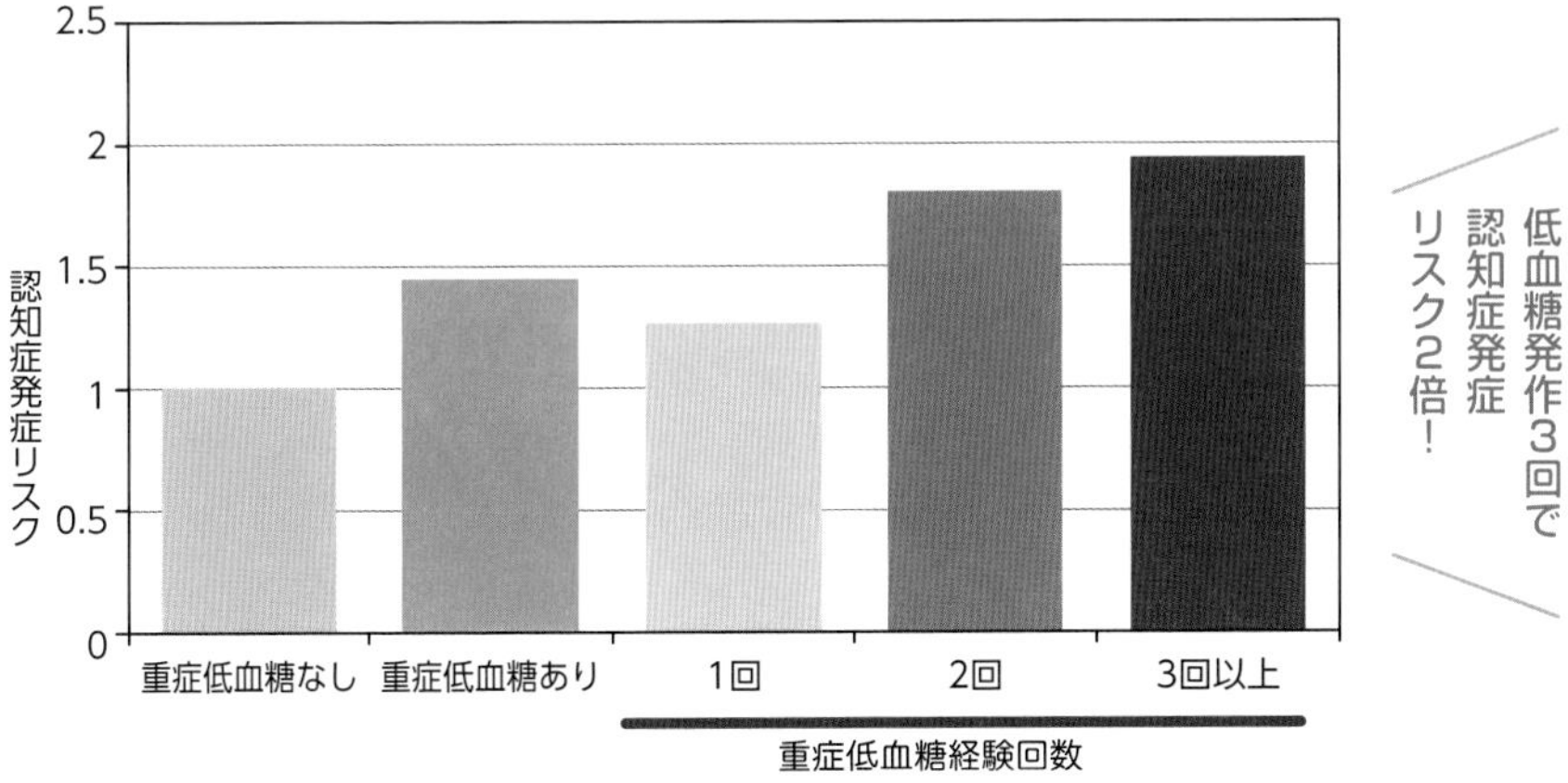


Whitmer RA et al:JAMA, 301(15):1565-1572, 2009より作図

わが国で糖尿病と診断された人とその予備軍を合わせると2000万人にものぼります。しかし糖尿病と診断されても治療を受けていない人が多いことが問題です。

自覚症状がないからと糖尿病を放置すると、神経障害や網膜症、腎症などの合併症に発展することがあります。認知症とも関係があり、アルツハイマー型認知症、血管性認知症を発症するリスクは、糖尿病でない人と比べて1・7倍(右の図)。糖尿病と診断された人、糖尿病の疑いのある人は、なによりも治療を受けることが大切です。

ただし、糖尿病の治療で血糖降下剤を飲んでいる人は低血糖になることがあり、重症低血糖を起こすたびに認知症発症リスクは高まります(上の図)。低血糖に注意しつつ血糖値管理を怠らないことが重要です。

# 脂質異常症の治療で認知症リスクは下がる

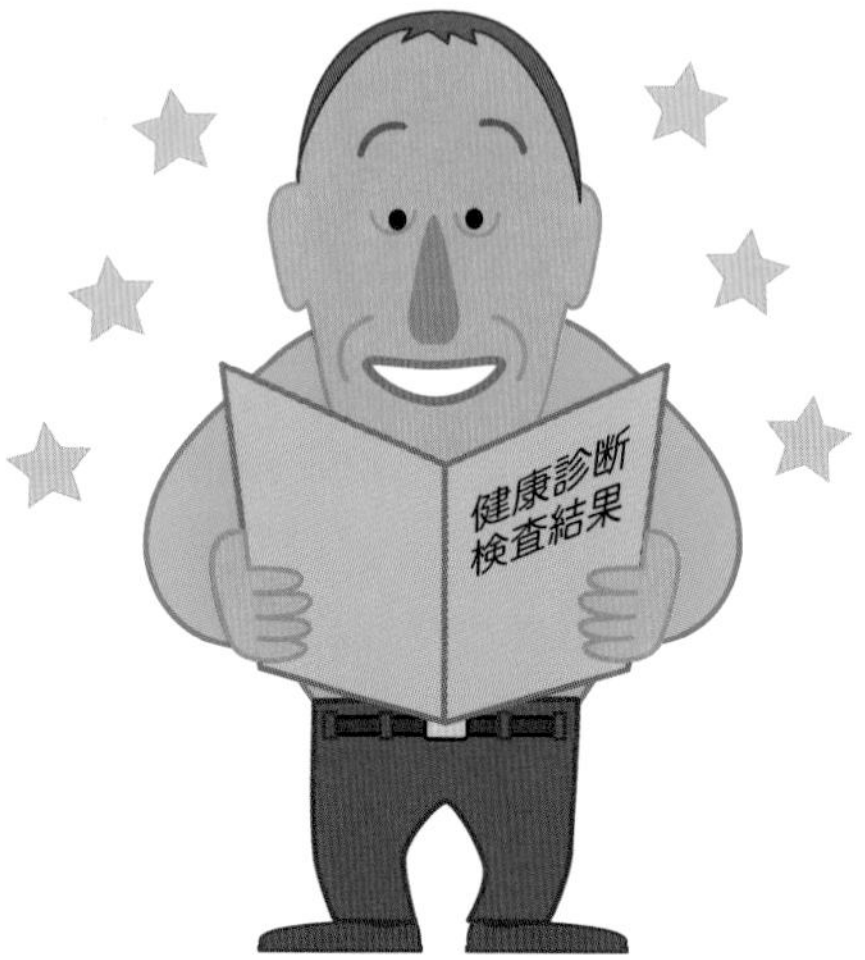

健康診断
検査結果


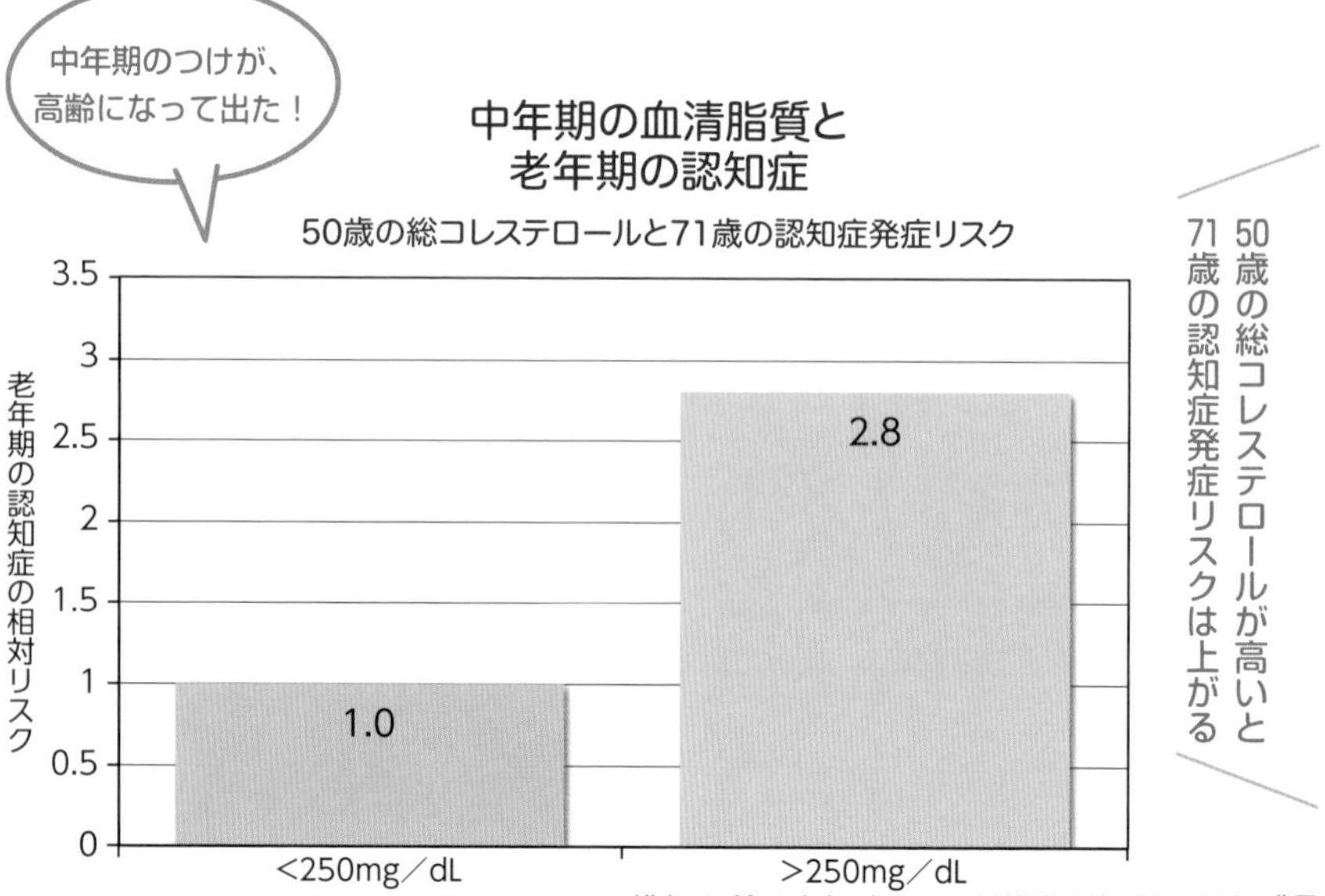

中年期のつけが、
高齢になって出た！
中年期の血清脂質と
老年期の認知症
50歳の総コレステロールと71歳の認知症発症リスク
老年期の認知症の相対リスク
3.5
3
2.5
2
1.5
1
0.5
0
2.8
1.0
<250mg／dL
>250mg／dL
50歳の総コレステロールが高いと
71歳の認知症発症リスクは上がる


Kivipe to M et al: Ann Intern med,137(3):149-155,2002より作図

# 脂質異常症は薬物治療と日常生活の見直しを

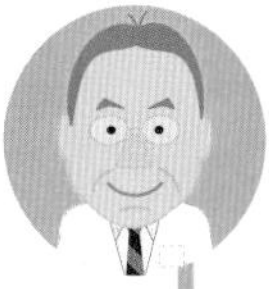

すぐに始めよう！
脂質異常の治療

## 60-100歳、スタチン（脂質異常治療薬）服用の有無と認知症発症リスク

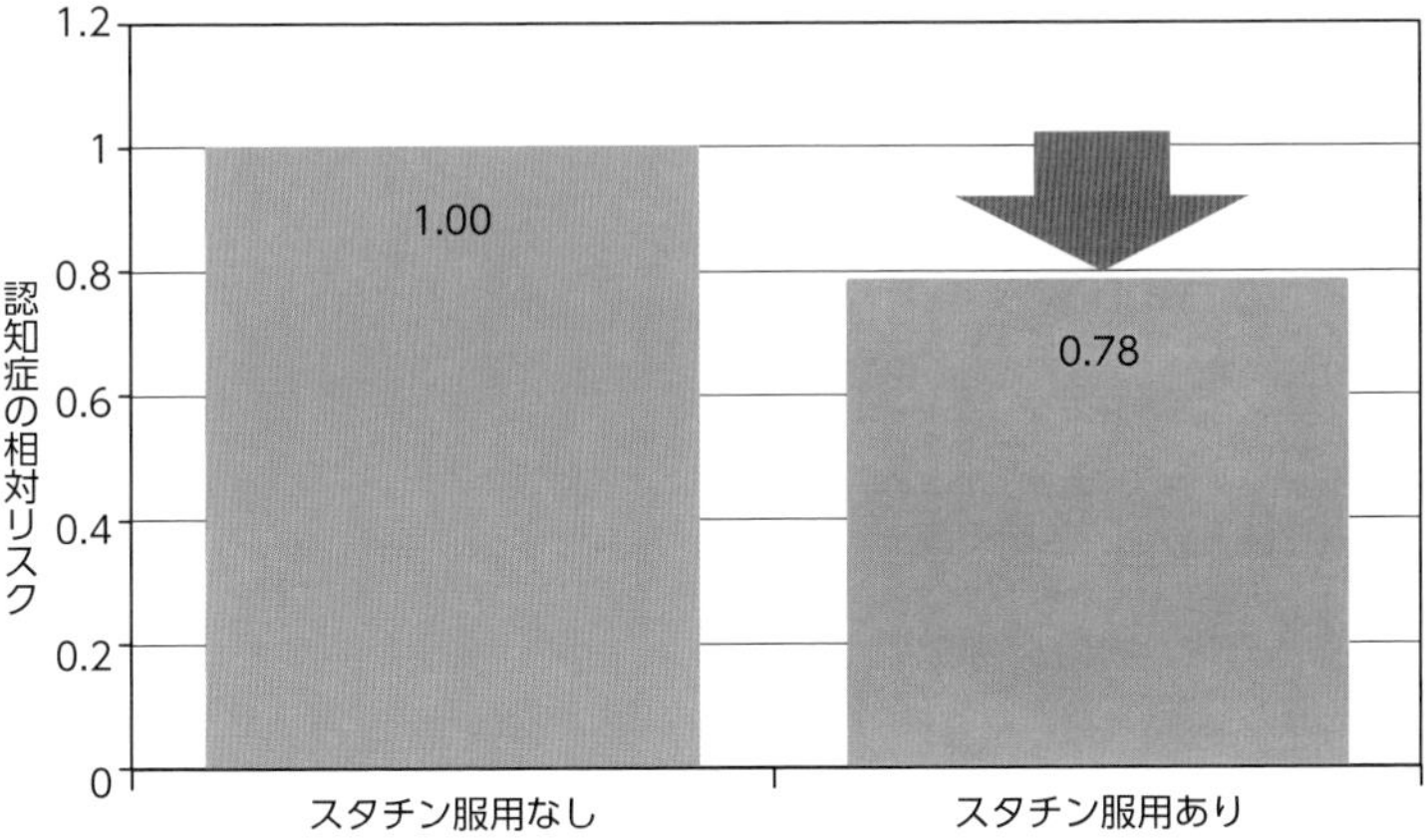


脂質異常の治療で確実に認知症リスクは下がる

Chou C-Y et al:Internat J Cardiol, 173(2):305-310, 2014より作図

中性脂肪やコレステロールなどの脂質が正常域を外れた状態が脂質異常症。糖尿病と同じく自覚症状がないため放置されてしまうことが多いのですが、脂質が血管の壁に溜まって動脈硬化を招き、心筋梗塞や脳梗塞の原因ともなります。同時に認知症の大きなリスクでもあります。中年期に総コレステロールが250㎎／dℓを超えていた人は、20年経って認知症を引き起こすリスクは2・8倍になります（右の図）ので、中年期からの治療が望まれます。

スタチン系の治療薬を飲んでいると認知症発症のリスクが20％低くなるという報告があり（上の図）、コレステロールの管理にも有効といわれています。また、脂質異常症は生活習慣とも関係があります。食生活を見直すことから始めましょう。

# 中年期から禁煙すれば、認知症リスクは下がる

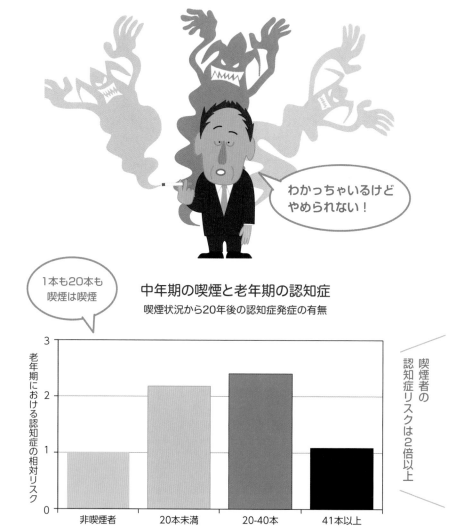

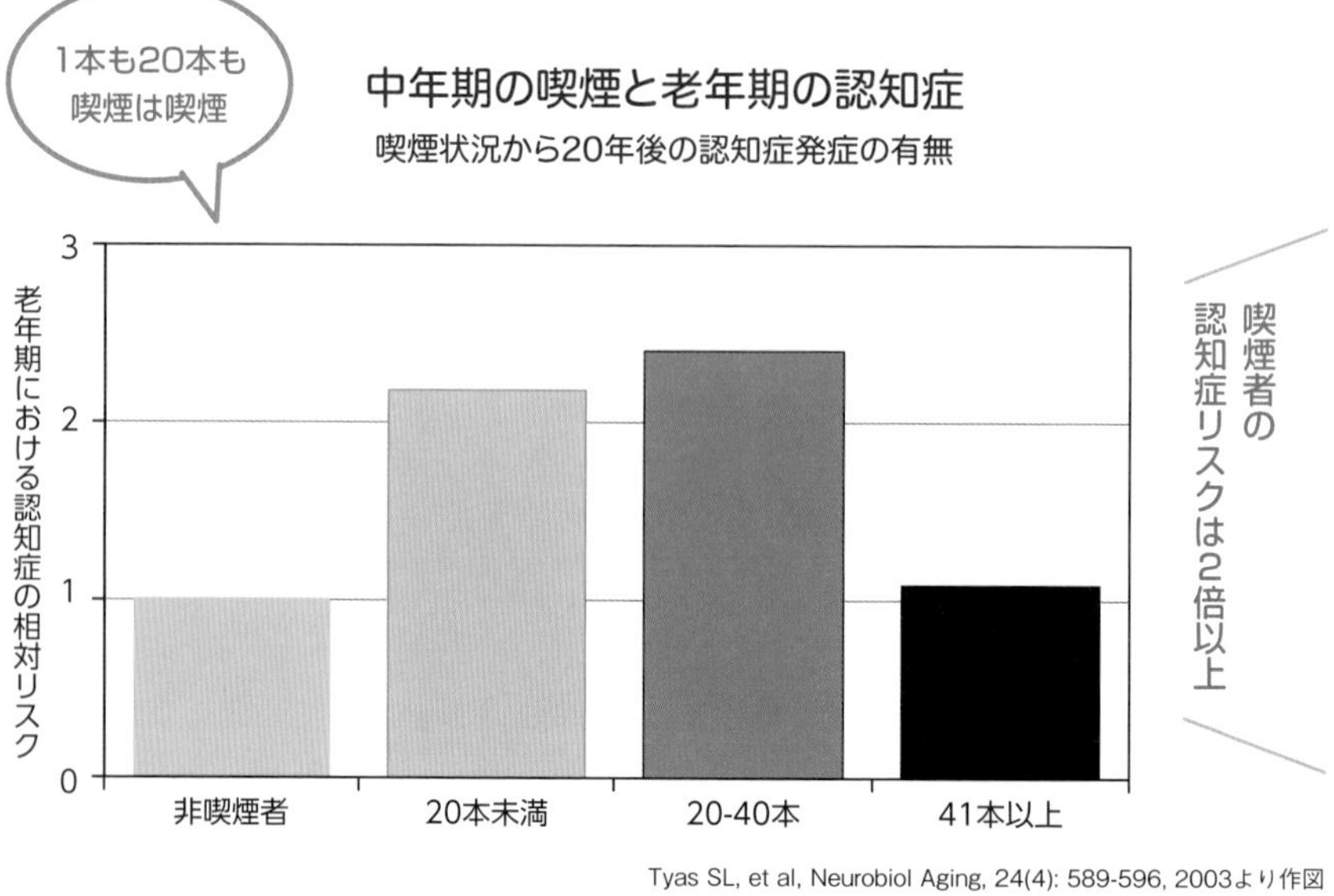


Tyas SL, et al, Neurobiol Aging, 24(4): 589-596, 2003より作図

# 禁煙実行継続で認知症発症リスクを下げよう

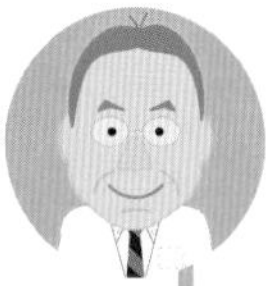

今さら……
いや、今からでも
禁煙

## 中年期の喫煙と老年期の認知症

調整因子：年齢、性、学歴、高血圧、降圧薬服用、心電図異常、糖代謝異常、肥満度、血清脂質、脳卒中既往歴、飲酒

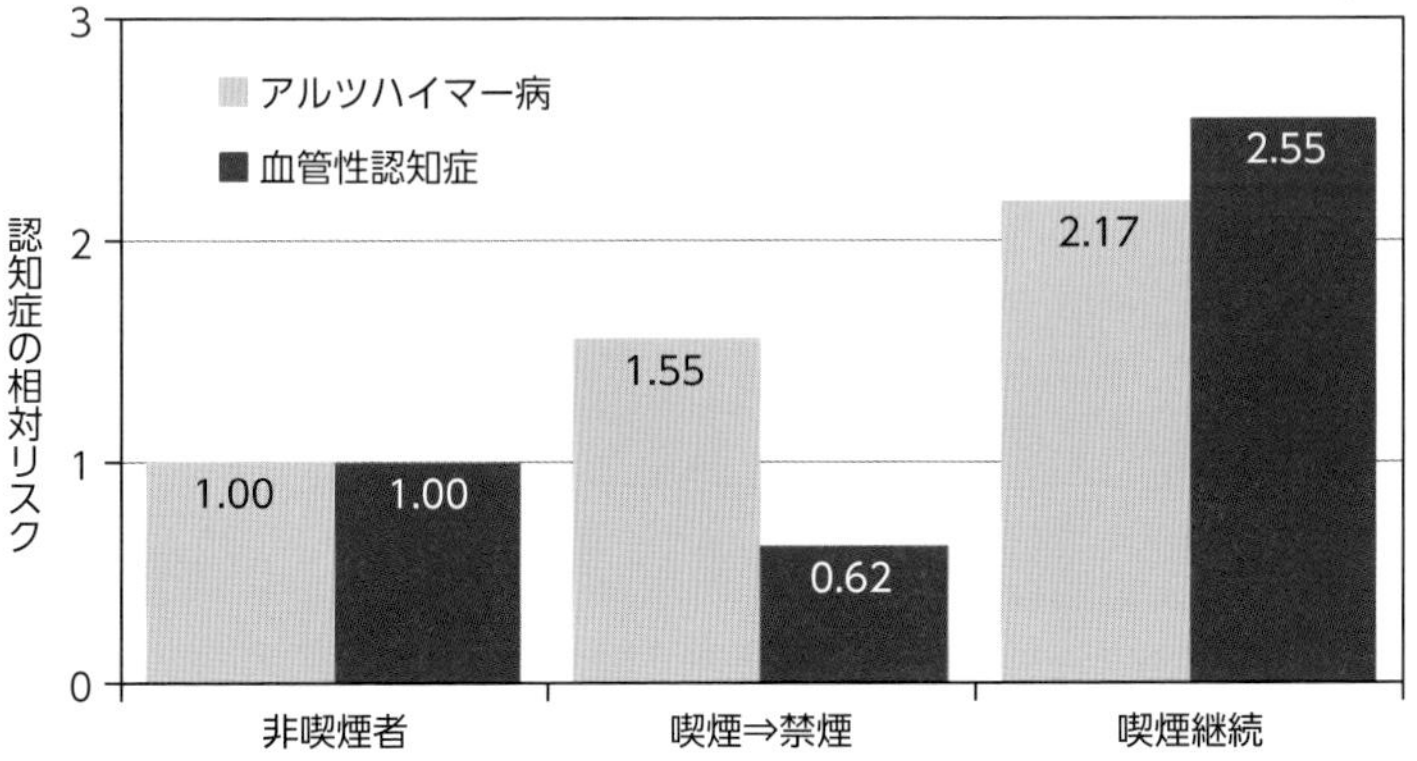


禁煙で血管性認知症発症リスクはゲキ落ち

Ohara T et al:J Am Geriatri Soc 63(1):2332-2339, 2015より作図

百害あって一利なしといわれる喫煙ですが、たばこはがんや心臓病、ＣＯＰＤ（慢性閉塞性肺疾患）、脳卒中などの原因となるだけでなく、認知症のリスクでもあります（右の図）。

中年期に喫煙していた人が老年期に認知症を発症するリスクは、非喫煙者に比べ、アルツハイマー病で2・17倍、血管性認知症で2・55倍も高まります（上の図）。禁煙してもアルツハイマー病は1・55倍と高まりますが、血管性認知症についてはもともと吸っていない人よりも認知症発症のリスクが下がり、0・62倍にゲキ落ち。

ちなみに1日に吸うたばこの本数が41本以上の人のリスクが高くないのは、老年期前に肺がんや心筋梗塞で亡くなってしまっている可能性があると考えられます。

# 嗜む程度の飲酒なら認知症リスクが下がる

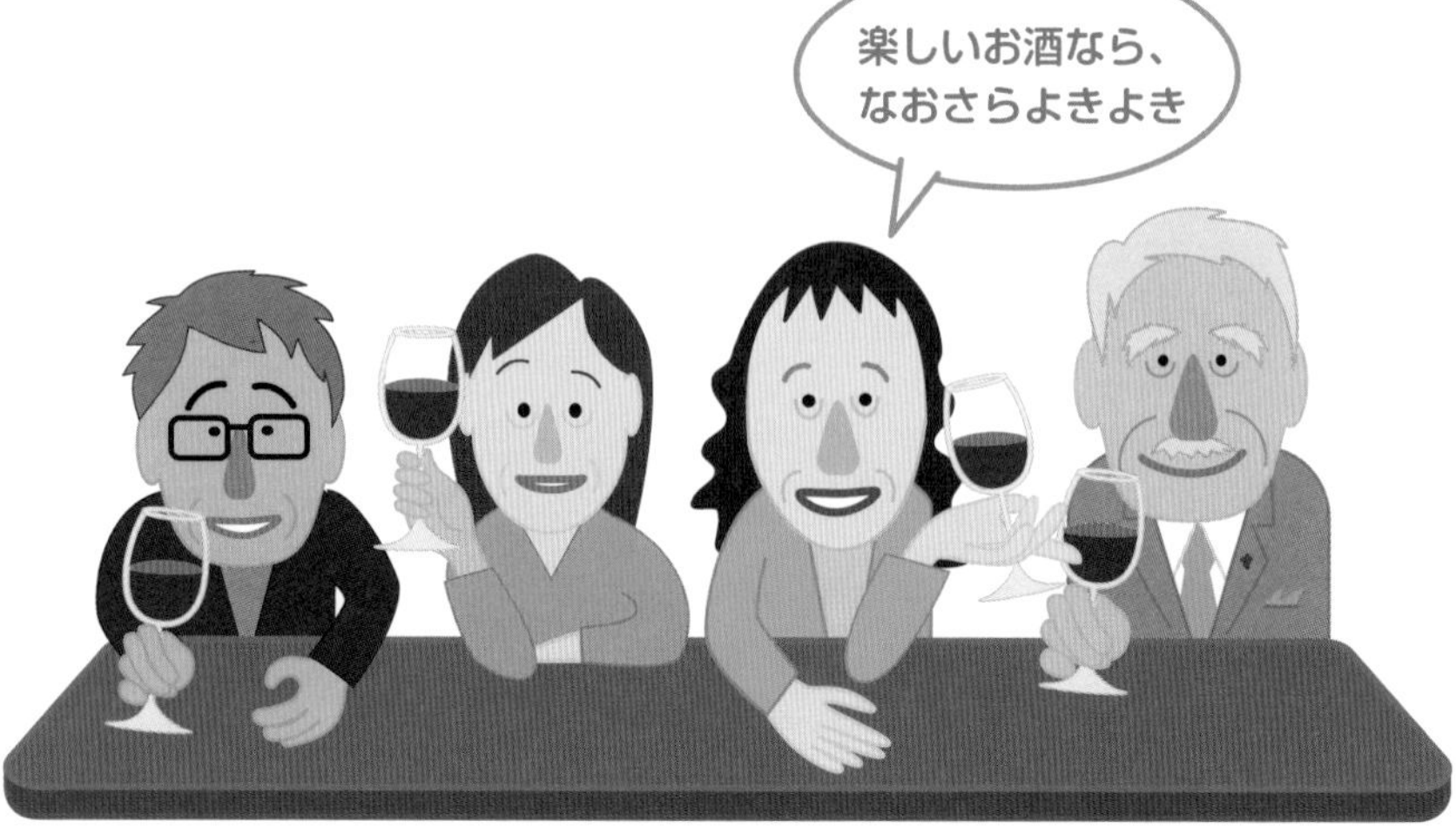
楽しいお酒なら、
なおさらよきよき

飲酒習慣と認知症リスク

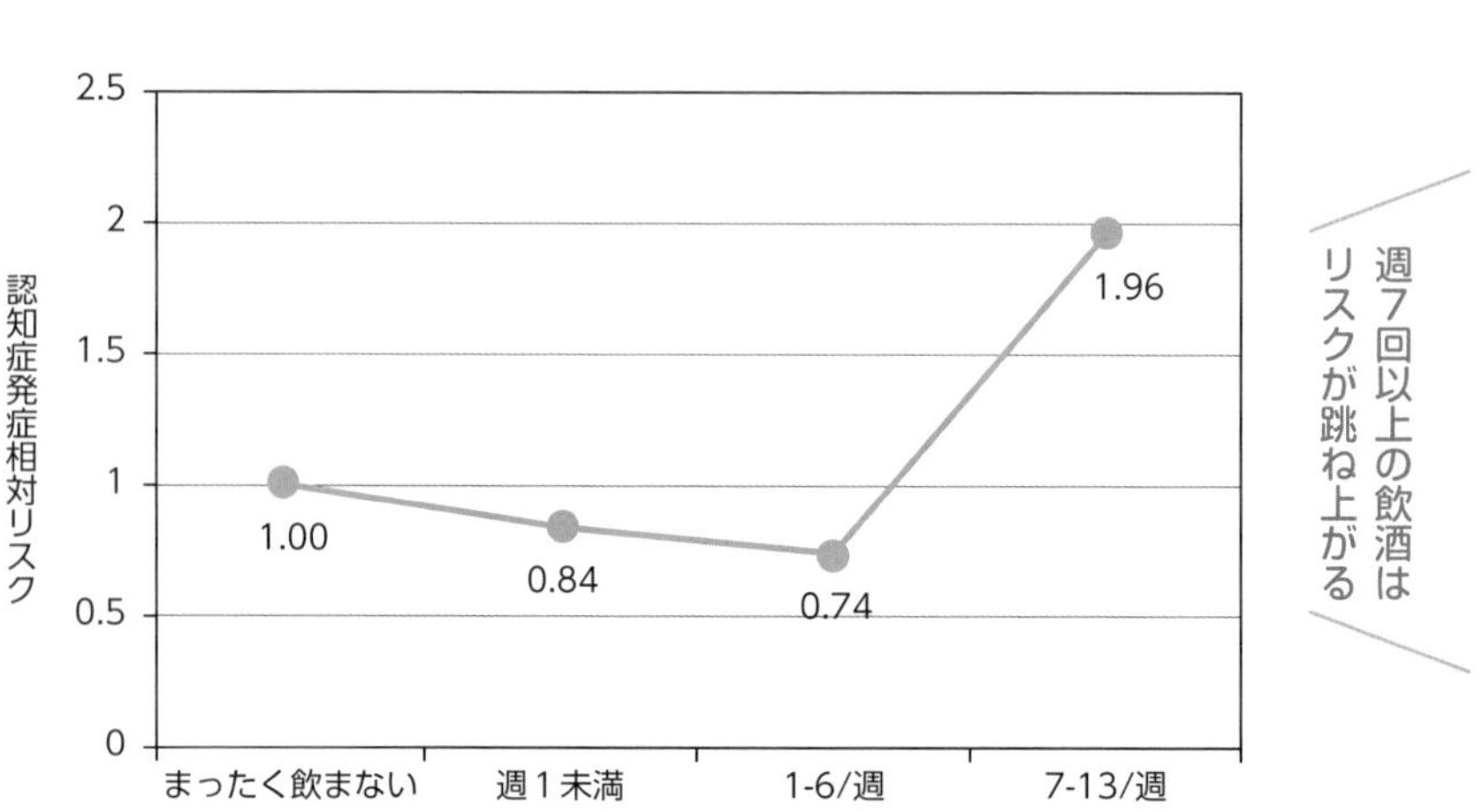
2.5
2
1.5
1
0.5
0
認知症発症相対リスク
1.00
0.84
0.74
1.96
まったく飲まない
週1未満
1-6/週
7-13/週
週7回以上の飲酒はリスクが跳ね上がる

Mukamal KJ et al:JAMA 289(11):1405-1413, 2003より作図

# 酒は適度に飲んで週に1～2日は飲まない日を作る

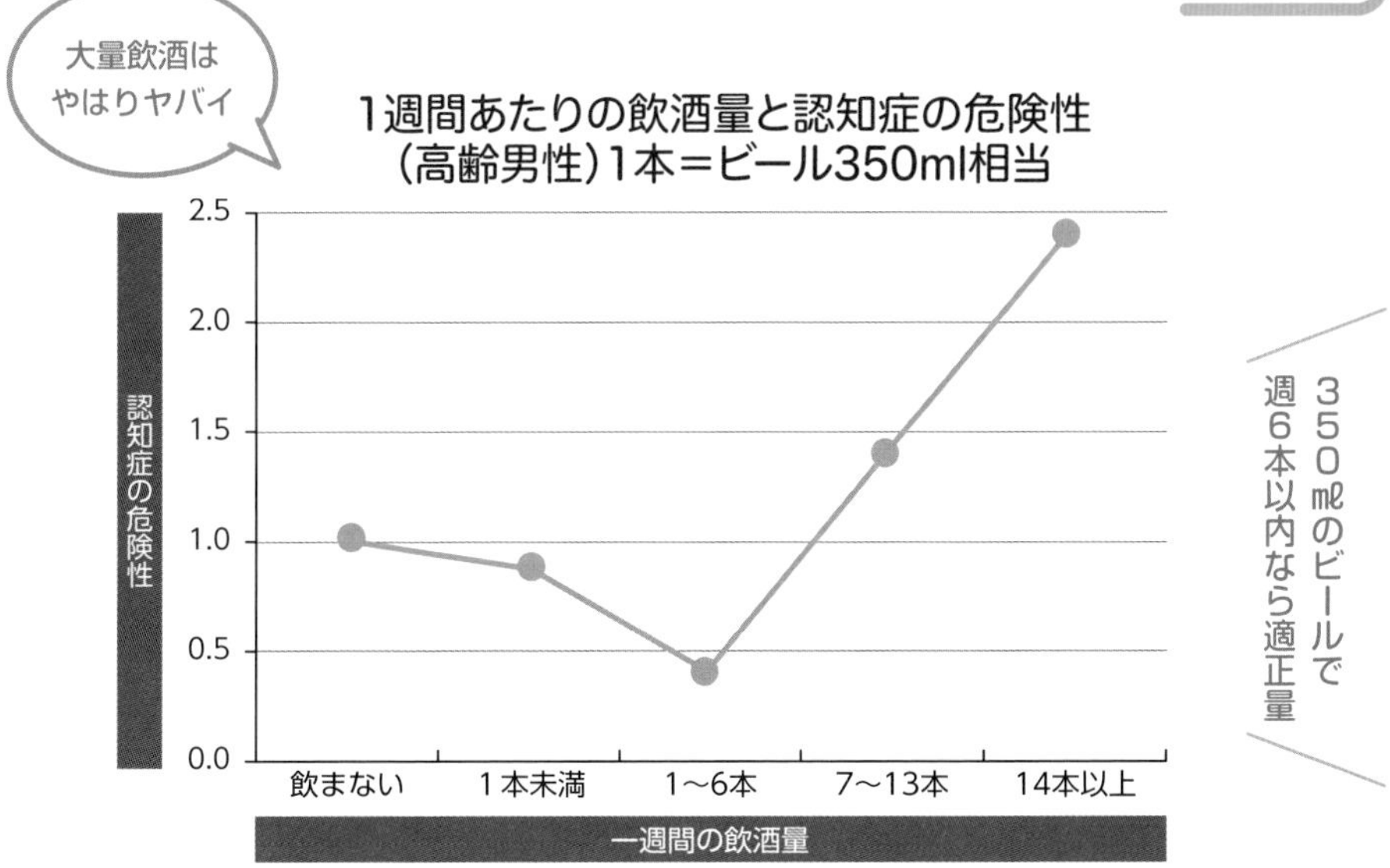
大量飲酒はやはりヤバイ
1週間あたりの飲酒量と認知症の危険性
(高齢男性)1本＝ビール350ml相当
認知症の危険性
2.5
2.0
1.5
1.0
0.5
0.0
飲まない
1本未満
1～6本
7～13本
14本以上
一週間の飲酒量
350mlのビールで週6本以内なら適正量

厚生労働省　e-ヘルスネット
https://www.e-healthnet.mhlw.go.jp/information/alcohol/a-01-007.html

「酒は百薬の長」といわれますが、認知症にもあてはまります。週に1～6回飲んでいる人のほうが、まったく飲まない人に比べても認知症のリスクは少し下がる結果が出ています(右の図)。

ところが週に7～13回飲む人(1日に何回も飲酒する)の場合の認知症発症リスクは2倍近くに跳ね上がります。これはJシェイプと呼ばれる現象。晩酌以外にもお酒を飲む人、必ず2次会に参加する人などは要注意といえるでしょう。

認知症予防の観点では、飲酒は週6回が境目。また、飲酒量についてはまったく飲まない人よりも週に1～6本(ビール350㎖)飲んでいる人の方が認知症のリスクは下がります。週に14本以上の人は2・5倍近くまでリスクが高まります(上の図)。

COLUMN

# 認知症の境目「MCI」は正常と認知症の間のグレーゾーン

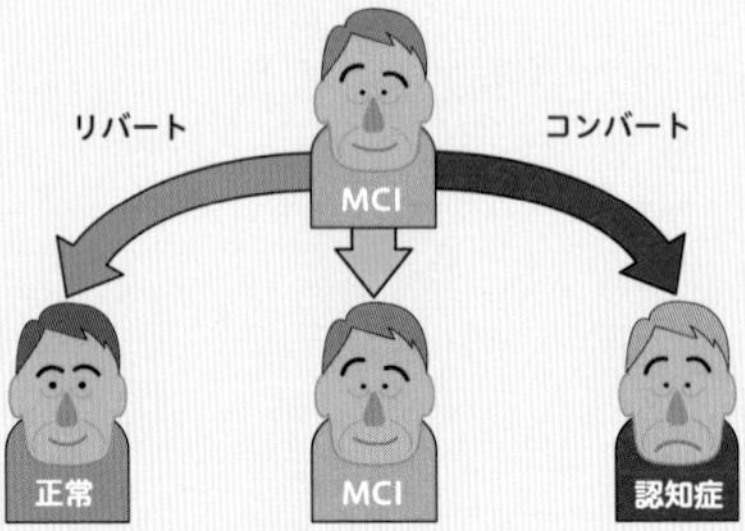


元気だった人がいきなり「認知症」になるわけではありません。度重なる物忘れ、計算ができなくなる、日付がわからないなど、だんだんと日常生活を送ることが難しくなってから病院を訪れる場合が多いのが実情です。

しかし、認知症と診断される前に「軽度認知障害（MCI）」という段階があり、マスコミでは「認知症予備軍」とも呼ばれています。これは、記憶だけが障害されるなど、何か一つ不都合がある場合で、日常生活はなんとか送れているレベルです。

このMCIの段階で病院を受診し、投薬や運動療法、脳トレーニングなどを行うことで認知症の発症を遅らせることが可能です。MCIの人の約半数は認知症へ移行しますが、不思議なことにMCIと診断された数年後に、正常域に戻る例も珍しくありません。軽度の場合は「前の日緊張して眠れなかった」「体調が悪かった」など、診察日のその人の体調によって結果が違ってくるからです。MMSE（ミニメンタルステート検査）の検査結果だけでは判断しづらいのが、軽症の認知症診断の難しいところです。

# 第4章

# 認知症とコミュニケーション

勤労から趣味・人間関係まで
なりにくい　なりやすいを
検証してみました

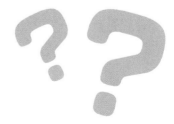

# 働き続けている人の認知症リスクは低い

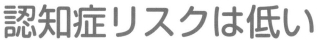

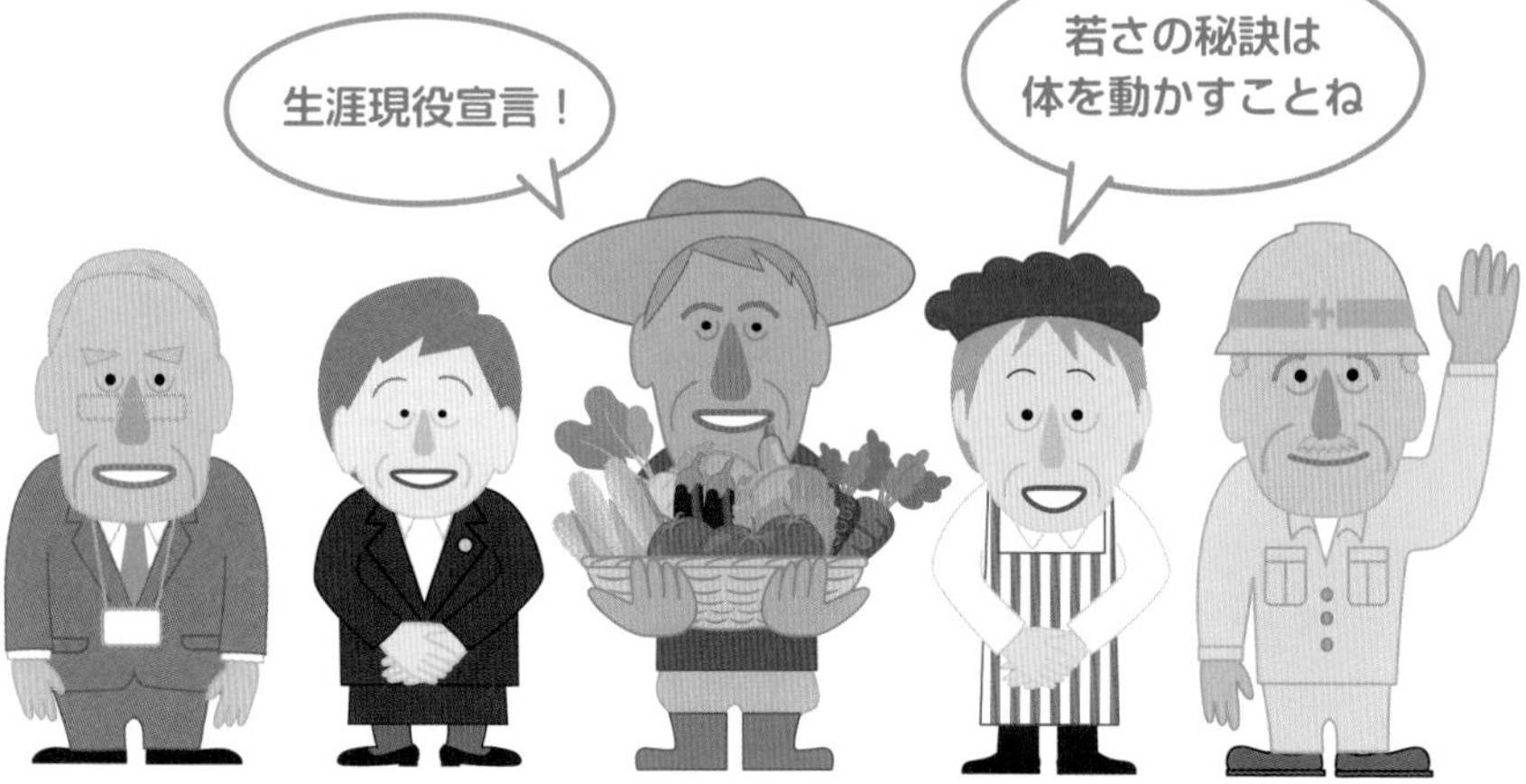
生涯現役宣言！
若さの秘訣は
体を動かすことね

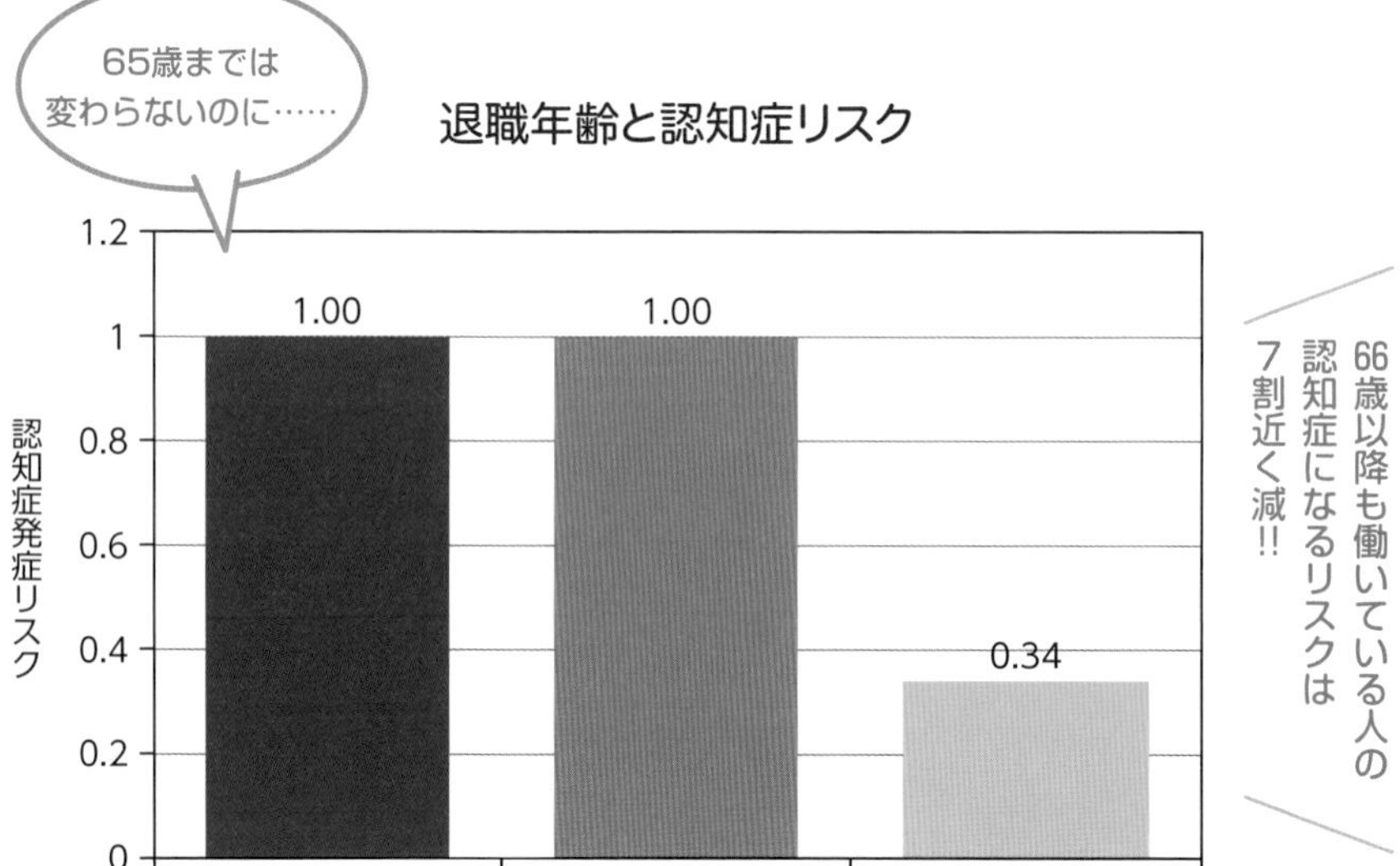


65歳までは
変わらないのに……

66歳以降
66歳以降も働いている人の

7割近く減!!

Sundström A et al:Int J Geriatr Psychiatry.35, (10):1243-1249, 2020より作図

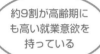

# 死ぬまで働く!? 仕事することが最強の認知症予防

約9割が高齢期にも高い就業意欲を持っている

## あなたは、何歳ごろまで収入を伴う仕事をしたいですか?

対象は全国の60歳以上の男女

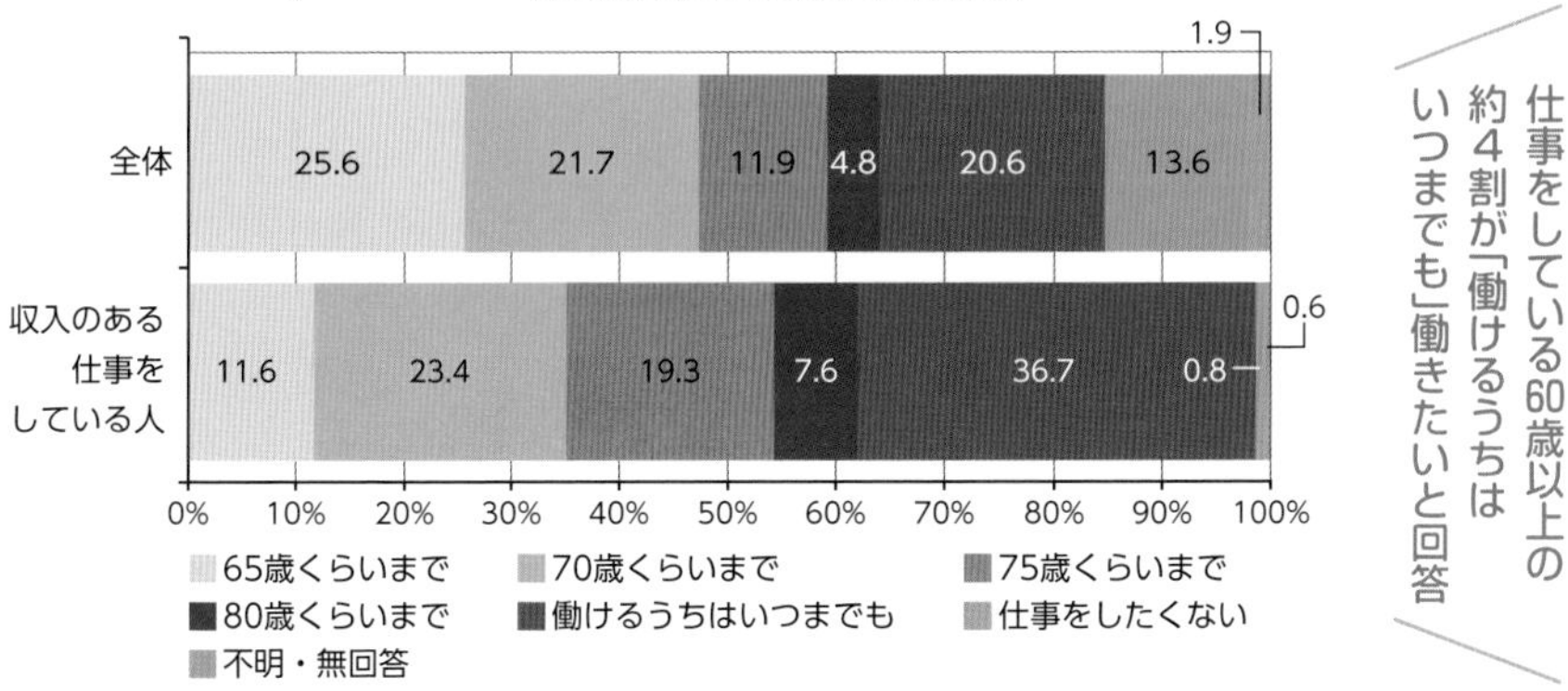

全体
25.6
21.7
11.9
4.8
20.6
13.6
1.9
収入のある仕事をしている人
11.6
23.4
19.3
7.6
36.7
0.8
0.6
0%
10%
20%
30%
40%
50%
60%
70%
80%
90%
100%
65歳くらいまで
70歳くらいまで
75歳くらいまで
80歳くらいまで
働けるうちはいつまでも
仕事をしたくない
不明・無回答
仕事をしている60歳以上の約4割が「働けるうちはいつまでも」働きたいと回答


内閣府　令和4年版高齢社会白書より
https://www8.cao.go.jp/kourei/whitepaper/w-2022/html/zenbun/s1_2_1.html

長年働いてきた人は、定年後はのんびりした暮らしに憧れがちです。しかし、年金だけでは心許なく再び働きだす人も少なくありません。この選択はケガの功名かもしれません。61〜65歳で定年を迎えた人よりも、長く働いた人のほうが認知症リスクがグンと下がるからです(右の図)。

社会との関わりや、仕事を持つ責任感・緊張感がよい負荷となり、認知症の予防に。報酬だけでなく、規則正しい生活をすることにもつながりますから、働くこと自体に価値があるといえるでしょう。収入のある仕事をしている人に「何歳ごろまで収入のある仕事をしたいですか」という問に、36・7%の人が「働けるうちはいつまでも」働きたいと答えています(上の図)。その意欲が認知症予防につながります。

# 自分でお金を管理する人は認知症リスクが低い

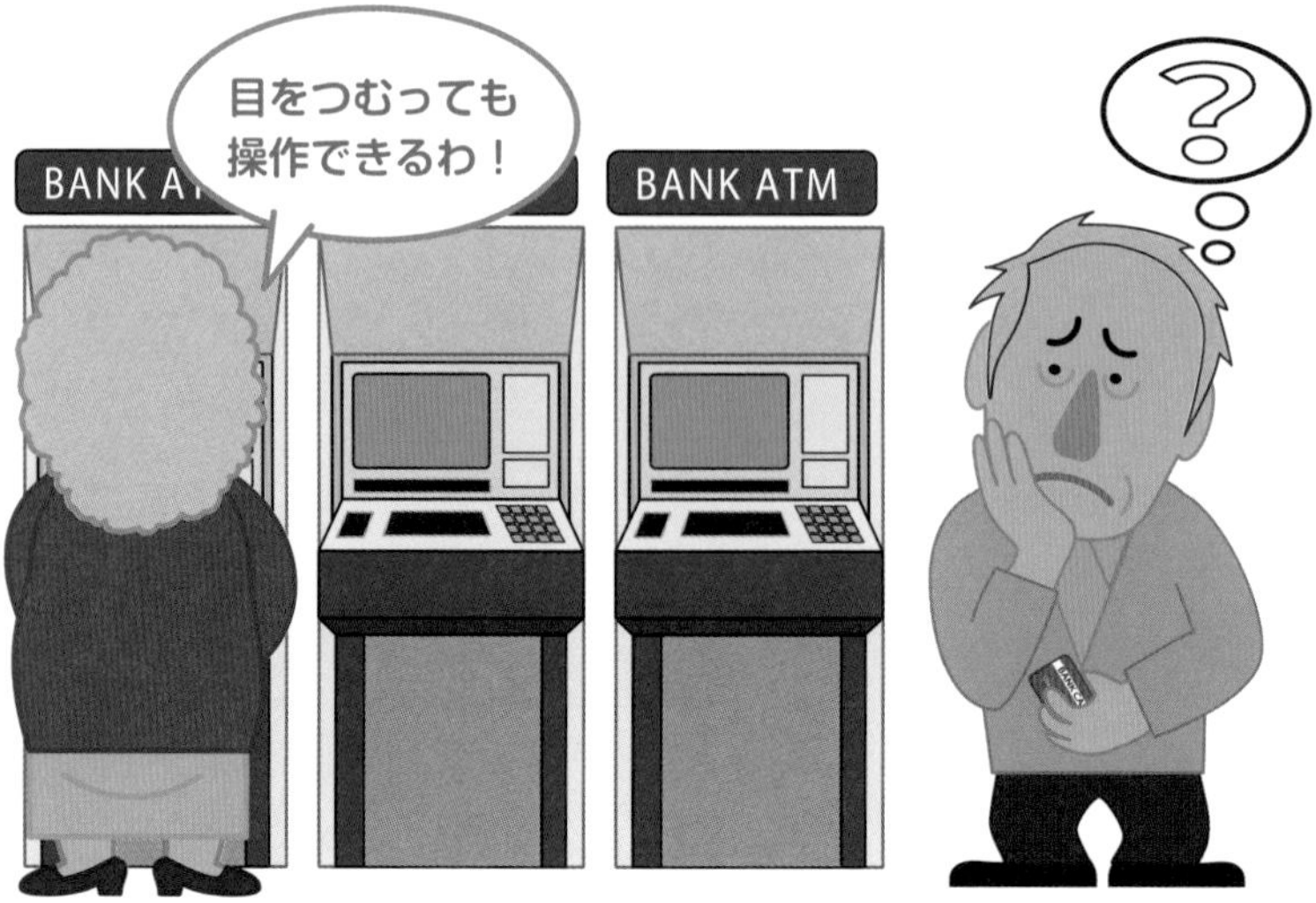
目をつむっても
操作できるわ！
BANK ATM
BANK ATM
?

## 認知機能低下に影響を及ぼす因子

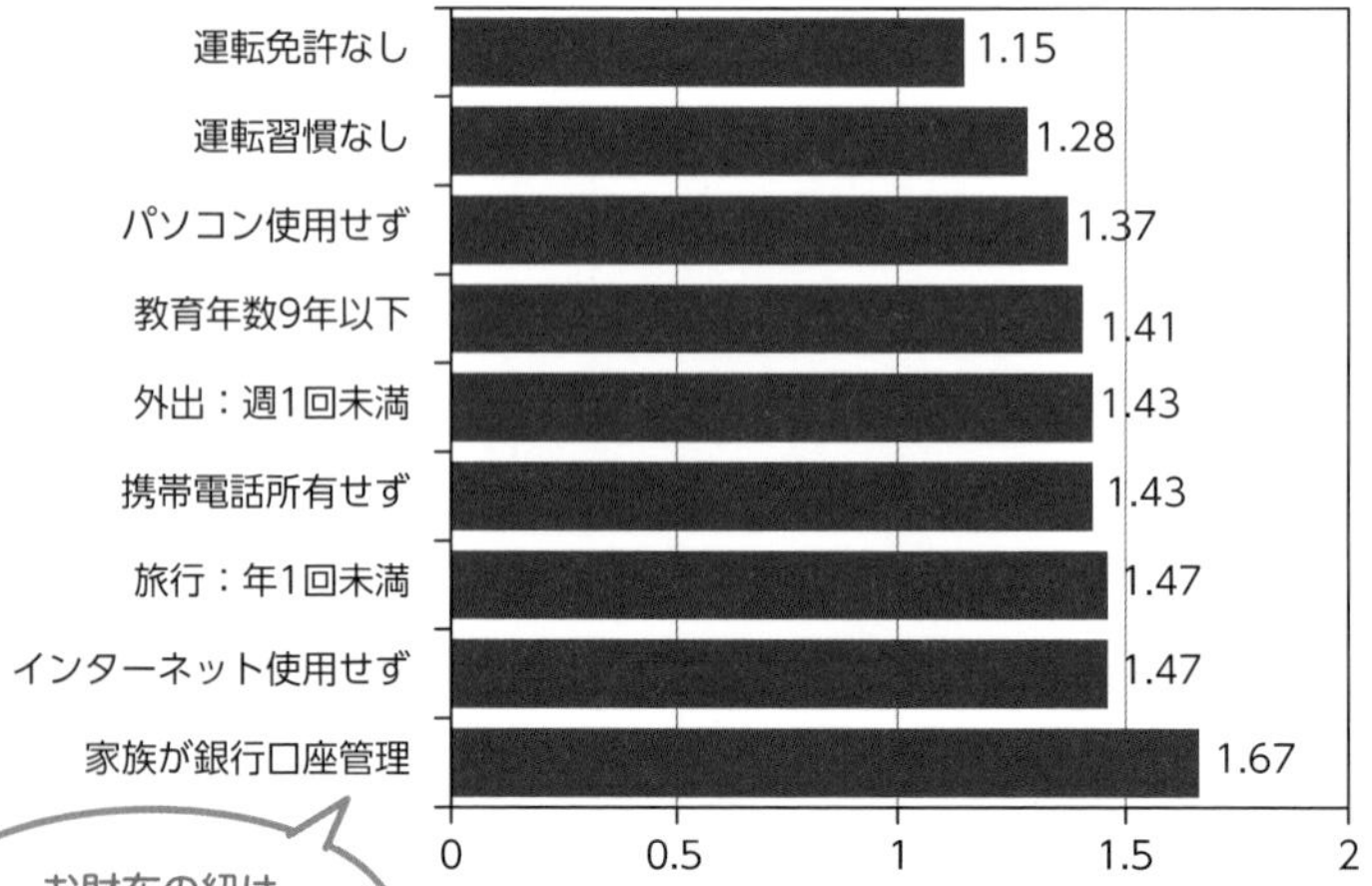


家族が口座管理をすると
認知機能低下が著しい！

お財布の紐は
自分でにぎらないとね

Nagata K et al: BMJ Neurol Open, 25;5(1):e000370,2023

# お金の管理はなるべく人任せじゃないほうがいい

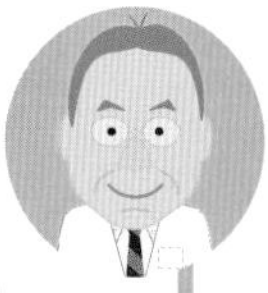

金銭管理を第三者にお願いするケース

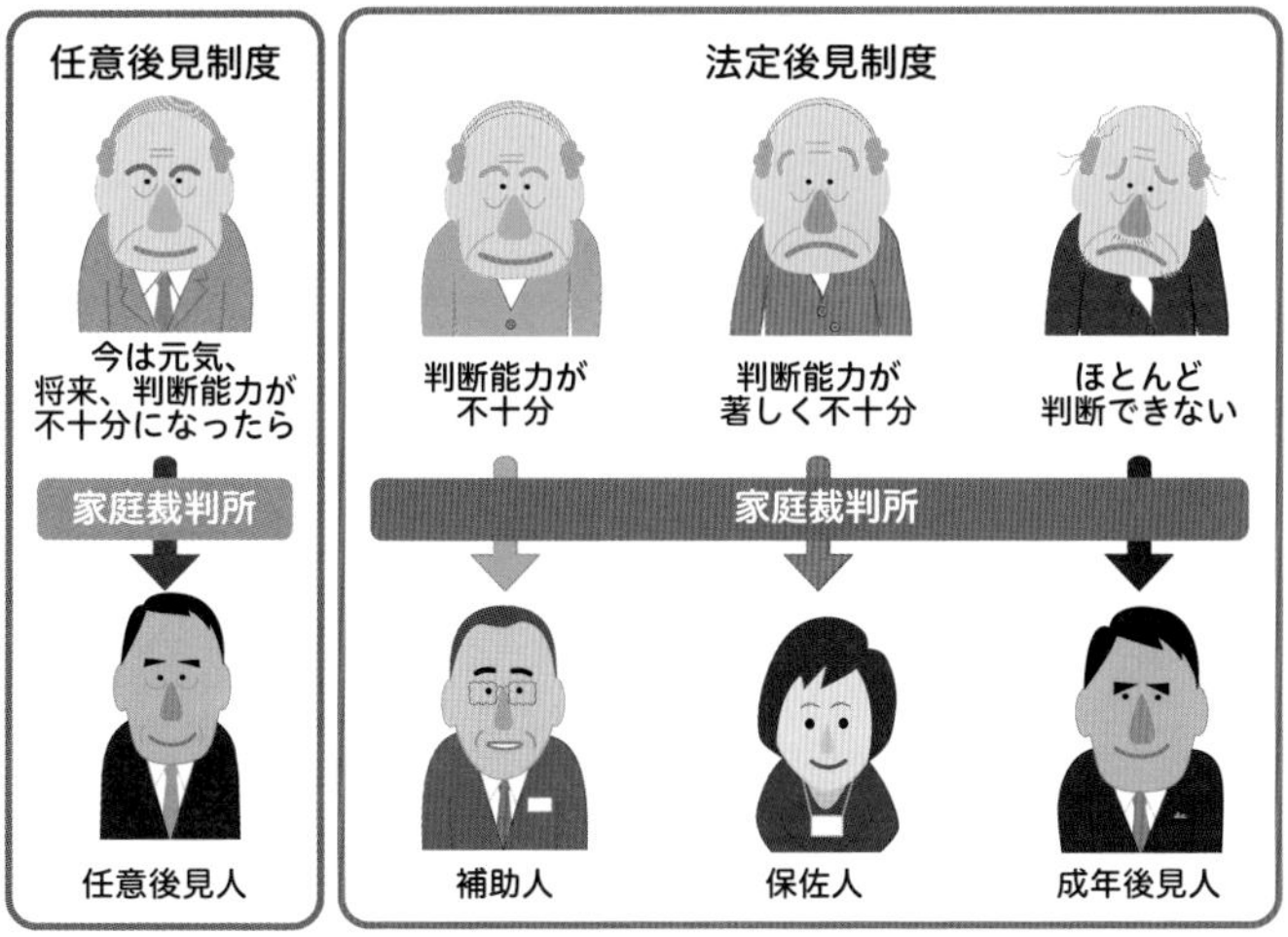
任意後見制度
今は元気、将来、判断能力が不十分になったら
家庭裁判所
任意後見人
法定後見制度
判断能力が不十分
判断能力が著しく不十分
ほとんど判断できない
家庭裁判所
補助人
保佐人
成年後見人

どうしても難しければこんな制度もあるよ

高齢者の負担を少しでも軽くしようと日常生活のさまざまなことを家族が肩代わりすることがあります。料理や洗濯、買い物などの家事、病院への送り迎えなどなど。もちろん、日常生活に支援が必要な高齢者に対して、手を差し伸べるのは当たり前ですが、少し動きが緩慢になったり、判断に時間がかかるようになったりした程度で、肩代わりするのは考えものです。親切心が、認知機能の低下に拍車をかけることにも。徒歩で通院していた高齢者を車で送迎すれば、体力の低下を招きます。

中でも、お金の管理はなるべく本人に任せたほうが認知機能面でもよいようです(右の図)。もし、本人が「面倒」という場合は、銀行の窓口やATMまで同行して、サポートをすることが大切です。

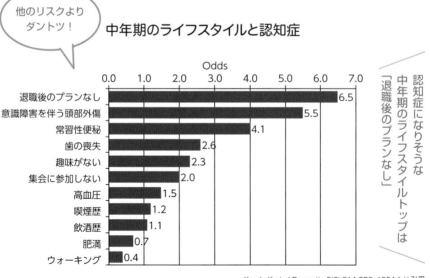

# 退職後のプランがあれば 認知症リスクは減少

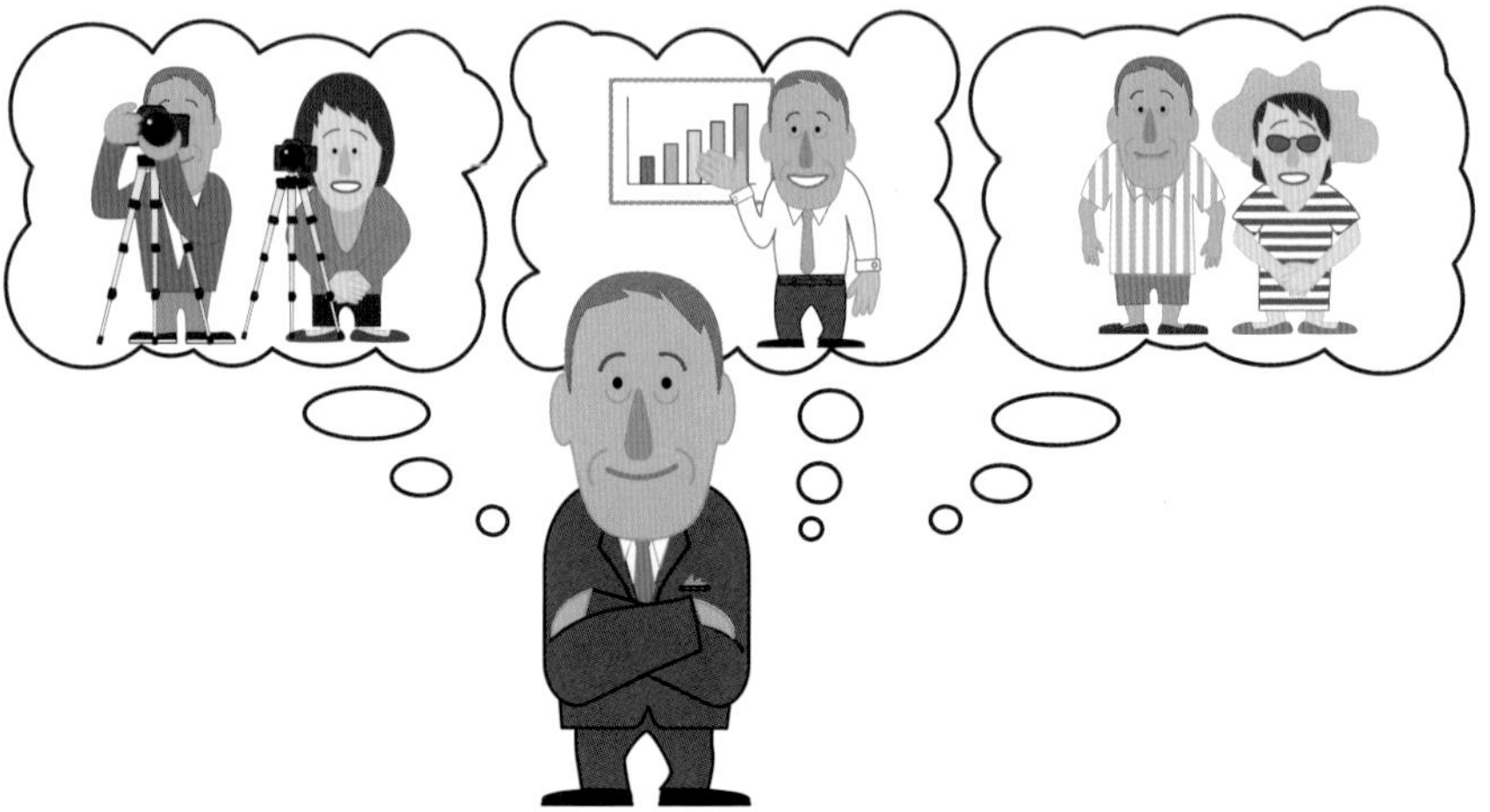

他のリスクより
ダントツ！

## 中年期のライフスタイルと認知症

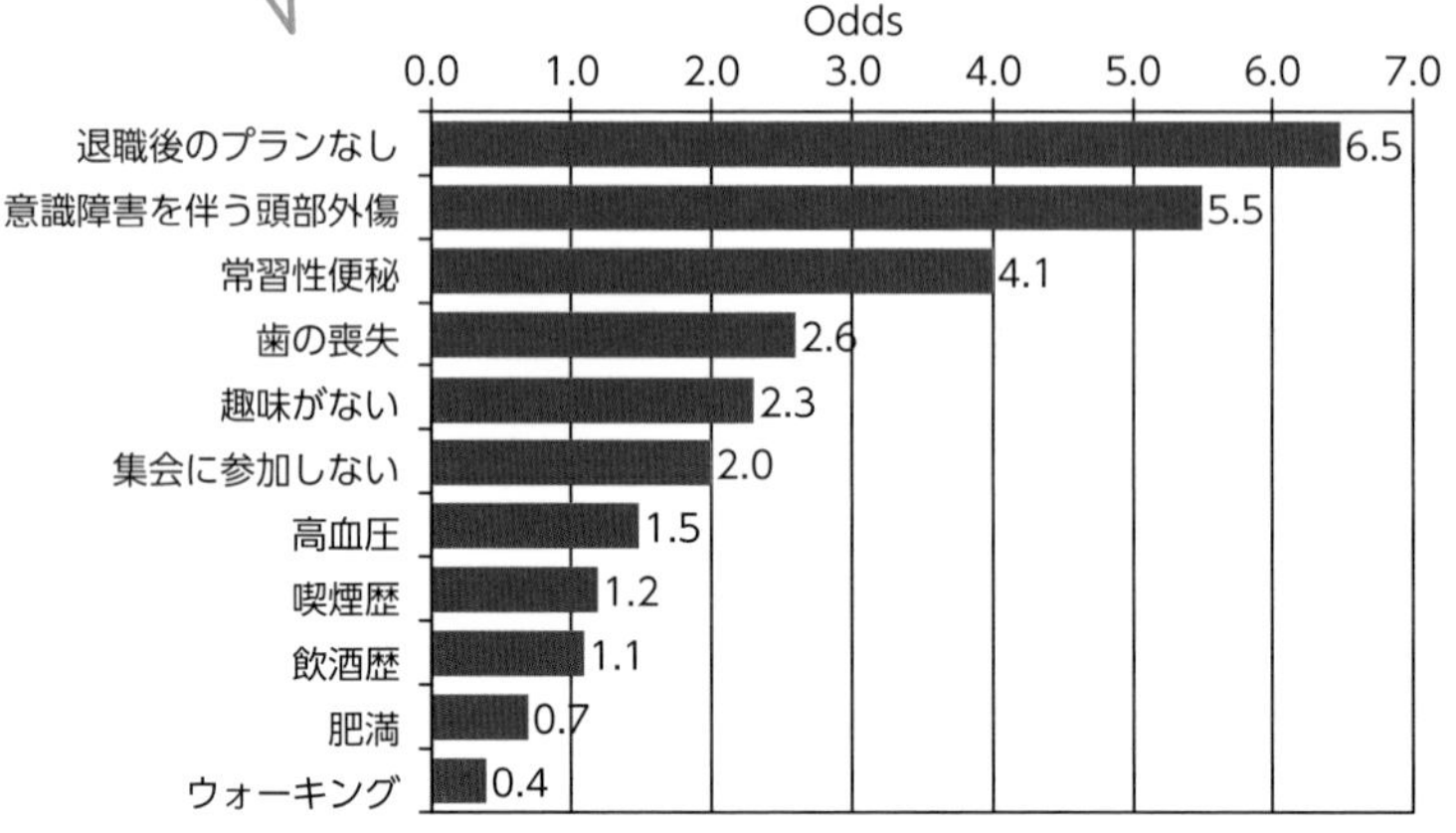

Odds
0.0 1.0 2.0 3.0 4.0 5.0 6.0 7.0
退職後のプランなし 6.5
意識障害を伴う頭部外傷 5.5
常習性便秘 4.1
歯の喪失 2.6
趣味がない 2.3
集会に参加しない 2.0
高血圧 1.5
喫煙歴 1.2
飲酒歴 1.1
肥満 0.7
ウォーキング 0.4


認知症になりそうな
中年期のライフスタイルトップは
「退職後のプランなし」

Kondo K et al:Dementia 5(6):314-326, 1994より引用

# 家族のお荷物にならぬよう 退職後のプランづくりを

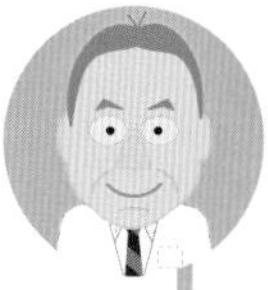

定年後は趣味を充実させたいんだね

## 定年退職後にどのような生活がしたいか

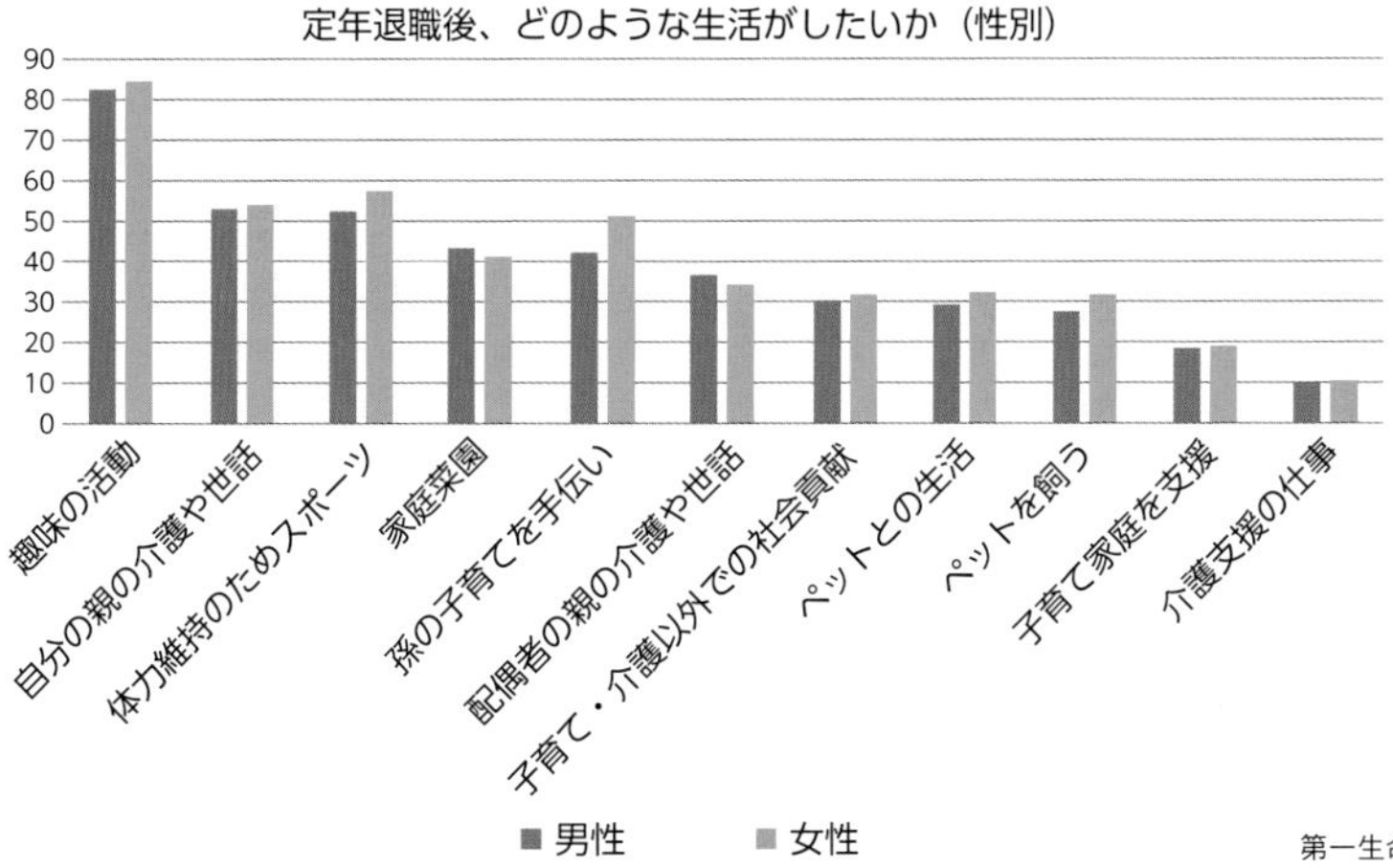


第一生命経済研究所より

定年後は、男女ともに趣味の活動がしたいが一番多い

自分が定年を迎えたあと、何かしたいことはあるか、どのように過ごしていくかなどのプランがまったくない人は、驚くことに「意識障害を伴う頭部外傷」の人よりも認知症になるリスクが大きいことが、ある調査で判明しています（右の図）。

仕事に全精力を注ぐ働き盛りの中高年の方、要注意です。「俺がいなければ仕事が回らない」などと思っているような会社人間ほど、仕事以外のことに興味を向けたほうがいいでしょう。

退職したら家では「お父さん」、地域ではただの「おじさん」になります。現役のうちから仕事関係者以外の人とも交流し、退職後にやってみたいことはあるのか、地域でどんな活動ができるのか、上の図を参考に今から考えておきましょう。

# 1日1回以上の外出で認知症リスクは下がる

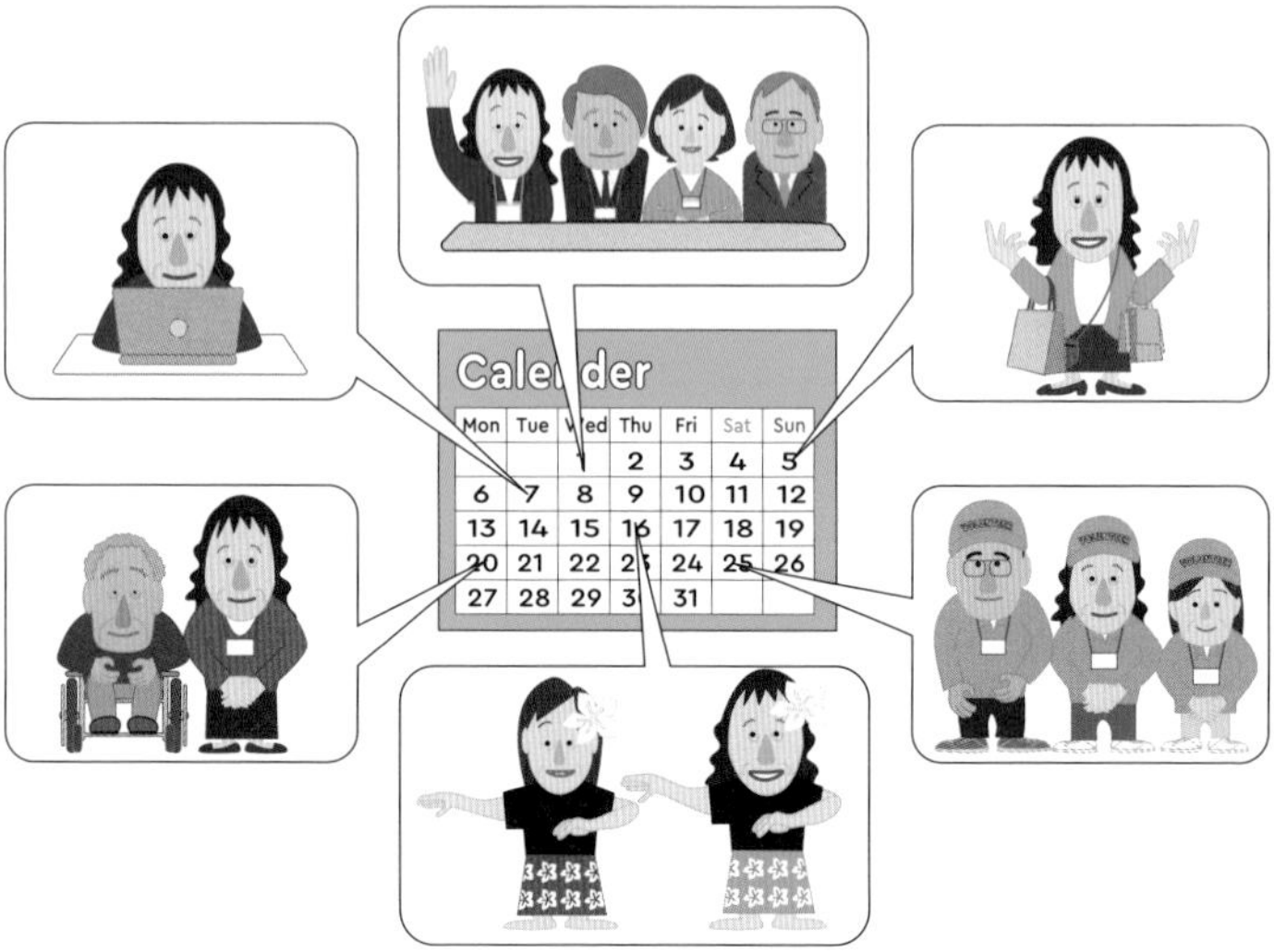
Calendar
Mon Tue Wed Thu Fri Sat Sun
1 2 3 4 5
6 7 8 9 10 11 12
13 14 15 16 17 18 19
20 21 22 23 24 25 26
27 28 29 30 31

ひきこもりはアブナイ！

### 外出頻度と認知機能障害の発症リスク（2年間の追跡）

（認知機能障害のなかった人のみを追跡し、外出頻度の独立した影響を算出した）

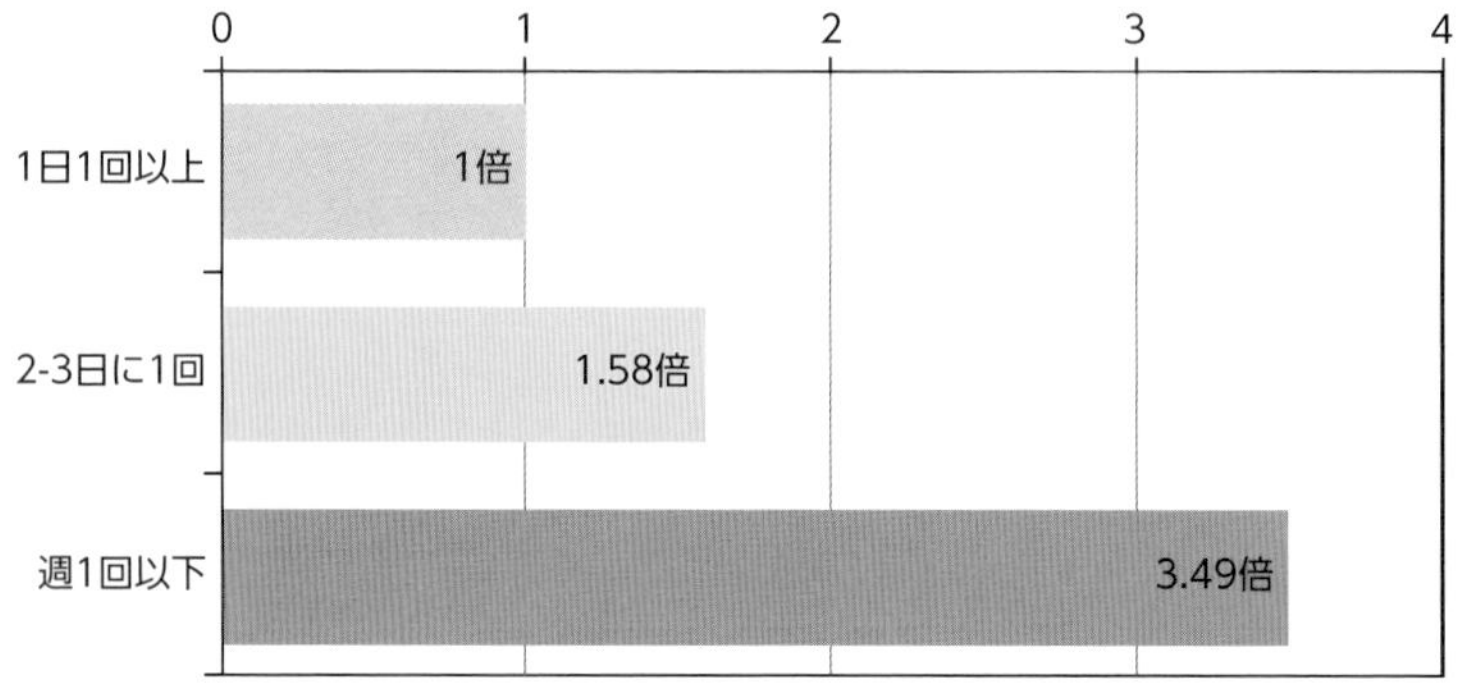
0
1
2
3
4
1日1回以上
1倍
2-3日に1回
1.58倍
週1回以下
3.49倍

週1回以下しか外出しない人は毎日外出する人に比べリスク3倍以上！

東京都老人総合研究所 老人研NEWS No.219 P2
図2 外出頻度と認知機能障害の発生リスク」を基に著者が作成

# 外出する理由はなんでもアリ とりあえず外の空気を吸おう

とにかく、外に出ることが肝心！

外出頻度別の生きがいを感じる程度

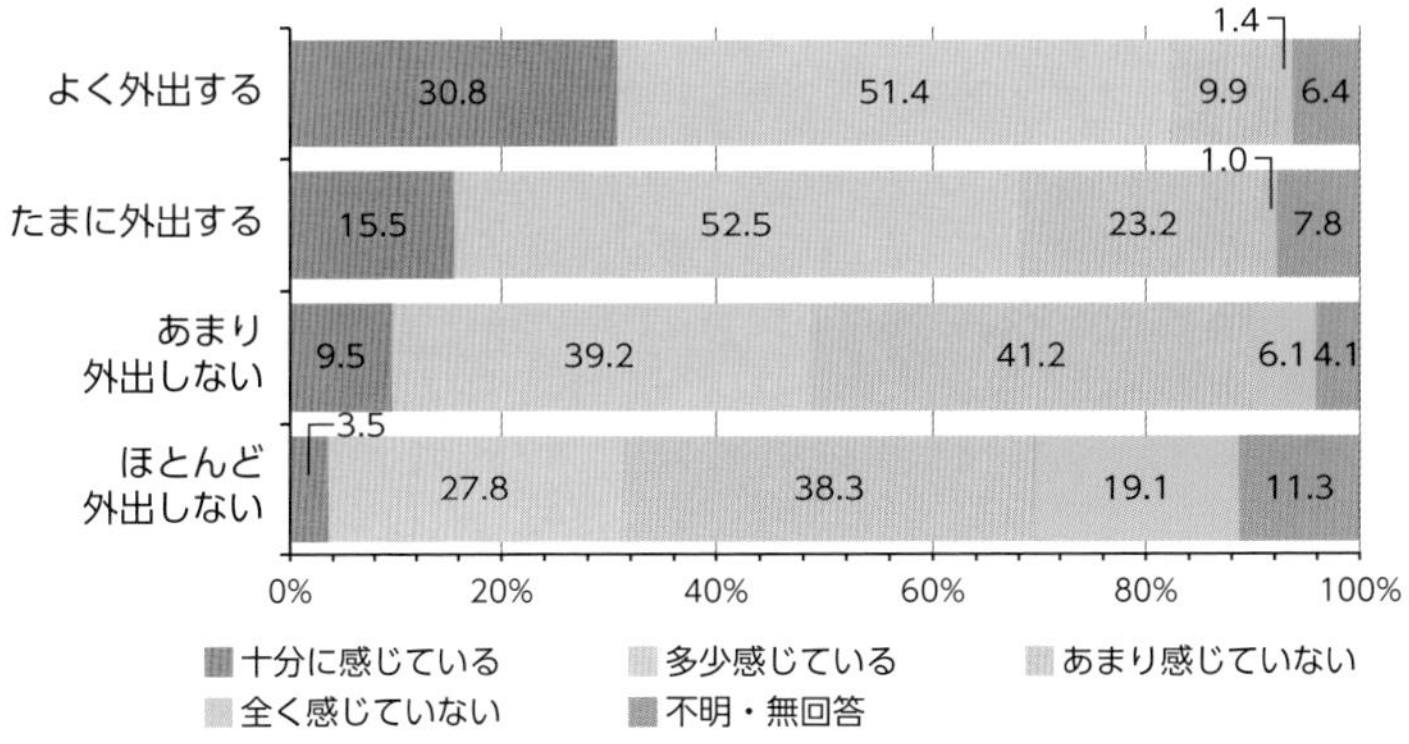
よく外出する
30.8
51.4
9.9
1.4
6.4
たまに外出する
15.5
52.5
23.2
1.0
7.8
あまり外出しない
9.5
39.2
41.2
6.1
4.1
ほとんど外出しない
3.5
27.8
38.3
19.1
11.3
0%
20%
40%
60%
80%
100%
十分に感じている
多少感じている
あまり感じていない
全く感じていない
不明・無回答

外出頻度が高い人ほど生きがいを「十分感じている」と回答した人が多い

内閣府　令和4年版高齢社会白書より作図
https://www8.cao.go.jp/kourei/whitepaper/w-2022/html/zenbun/s1_3_2.html

高齢者は「きょうよう」と「きょういく」が必要だといわれています。これは「今日、用事がある」「今日、行くところがある」の略。これがないと、家から一歩も出ない人が少なくないのです。

高齢者のひきこもりは認知症への第一歩(右の図)。家でじっとしていると身体活動量は減り、気づかないうちに筋力が衰え、フレイルへと近づきます。テレビやネットを見ているだけでは、人との会話は皆無なので滑舌も悪くなります。ひきこもりは社会的孤立でもあり、うつ傾向も引き寄せますが、これも認知症と関連が深い状態。

近所のコンビニエンスストアでも結構ですから、毎日出かけること。そして人と会う機会を増やすことが生きがいとなり、認知症の予防となります(上の図)。

# よく会話をする人ほど認知症リスクは低い

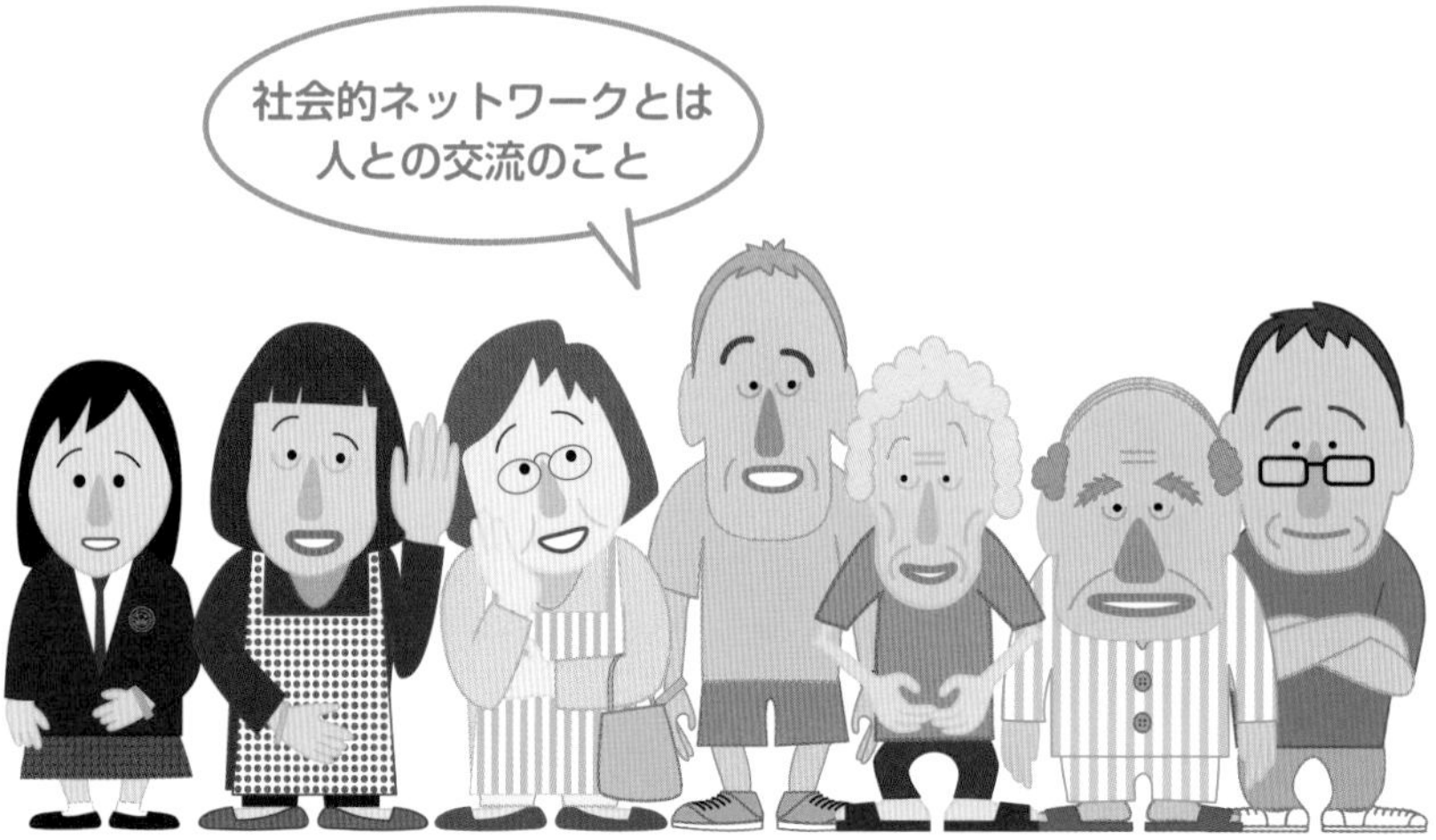
社会的ネットワークとは
人との交流のこと

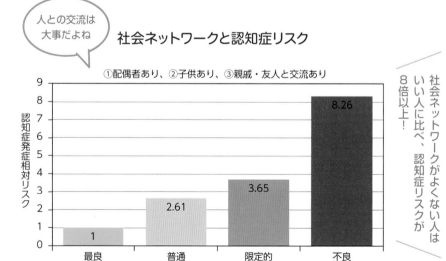

人との交流は
大事だよね

社会ネットワークと認知症リスク

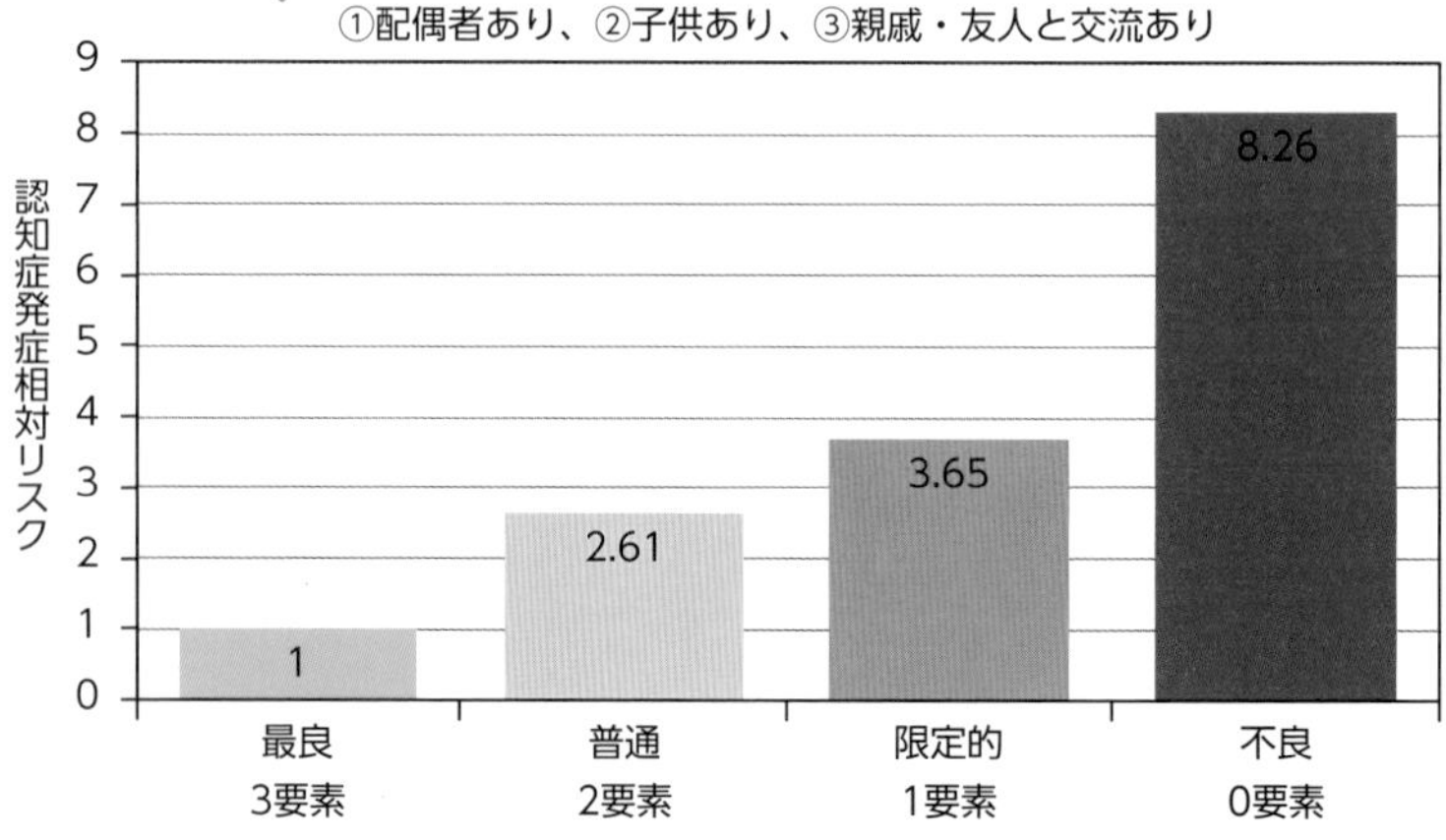


社会ネットワークがよくない人はいい人に比べ、認知症リスクが8倍以上！

Fratiglioni et al:Lancet, 355(9212):1315-1319, 2000より作図

# 積極的に社会との関わりを持とう！まずは家族やご近所との会話から

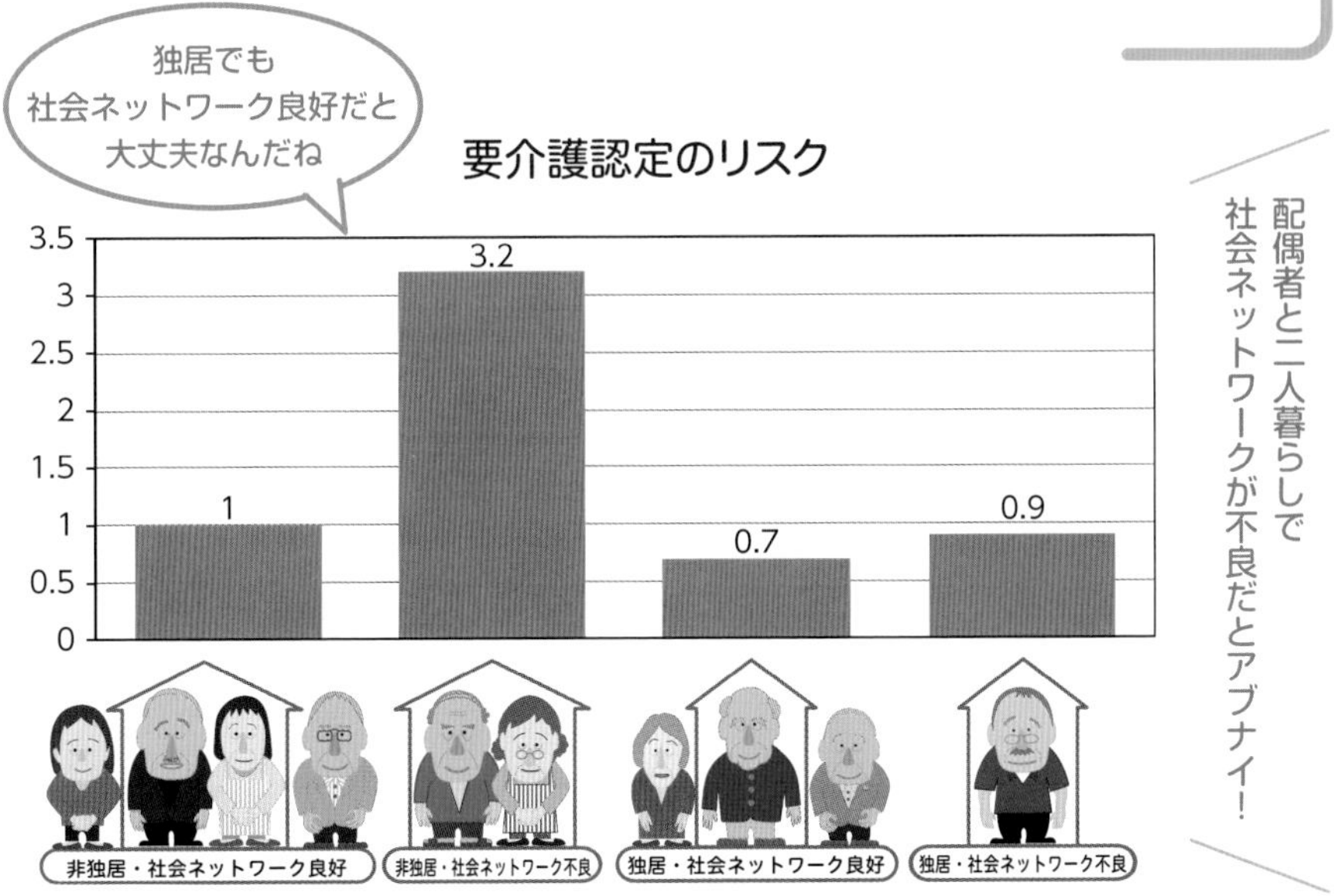
独居でも
社会ネットワーク良好だと
大丈夫なんだね
要介護認定のリスク
3.5
3
2.5
2
1.5
1
0.5
0
1
3.2
0.7
0.9
非独居・社会ネットワーク良好
非独居・社会ネットワーク不良
独居・社会ネットワーク良好
独居・社会ネットワーク不良
配偶者と二人暮らしで社会ネットワークが不良だとアブナイ！

Sakurai R et al:J Am Med Dir Assoc 20:1438-1443,2019より作図

退職後、社会との接点がなくなってしまうと、認知症になるリスクが高まっていきます。①配偶者あり、②子供あり、③親戚・友人と交流ありの3つの要素を全て満たしている人を1とすると、3つのうち2つの要素を満たしている人は2・61倍、1つしか満たしていない人は3・65倍、どれも当てはまらない人は8・26倍も認知症になるリスクが高まります(右の図)。

夫婦二人暮らしでも社会ネットワークが悪いと、要介護認定のリスクは3・2倍に高まります(上の図)。夫婦二人暮らしの殻に閉じこもらず、子どもや親戚、ご近所、趣味の仲間と交友を深めてください。夫婦が別々の用事で外出したり、ツイッターやインスタグラムなどのSNSで社会とのつながりを持ったりすることも一つの手です。

# 家族や仲間との食事は認知症を遠ざける

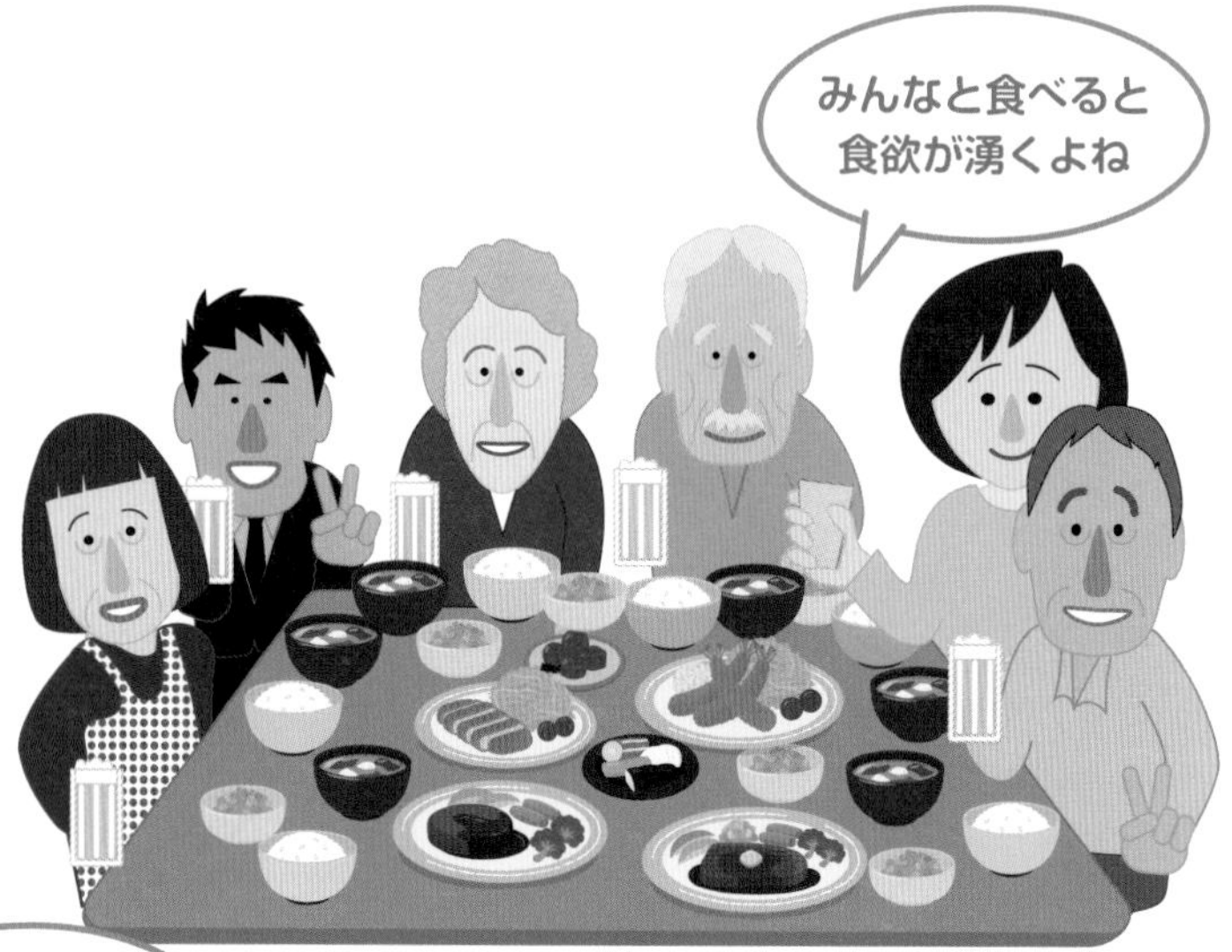
みんなと食べると
食欲が湧くよね
食事が面倒に
なっちゃダメだよね

主食・主菜・副菜を
揃えて食べる頻度

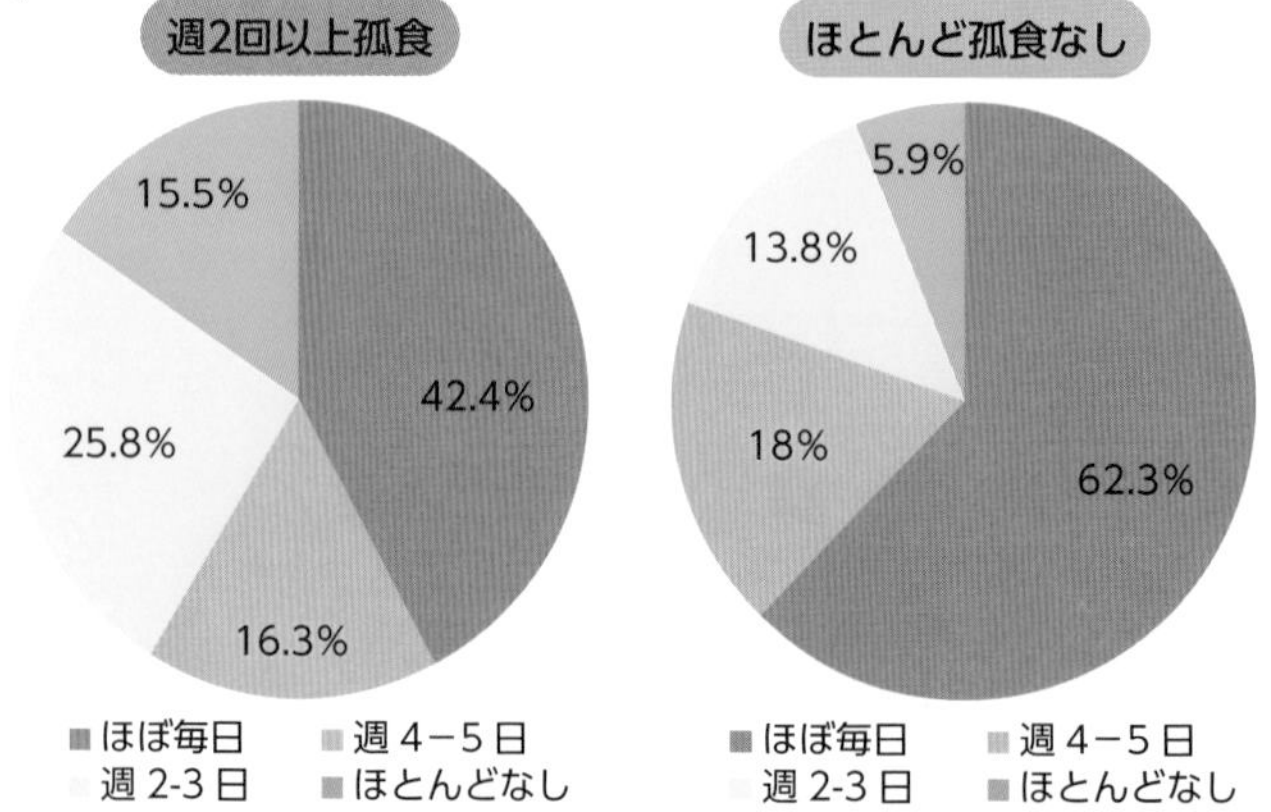


高齢者の孤食は低栄養を招き
やがてフレイルから認知症に

農林水産省 平成29年度食育白書より
https://www.maff.go.jp/j/syokuiku/wpaper/h29/h29_h/book/part1/chap1/b1_c1_1_03.html

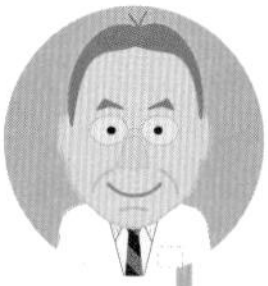

# 「孤食」だけじゃない！ 6つのコ食に注意しよう

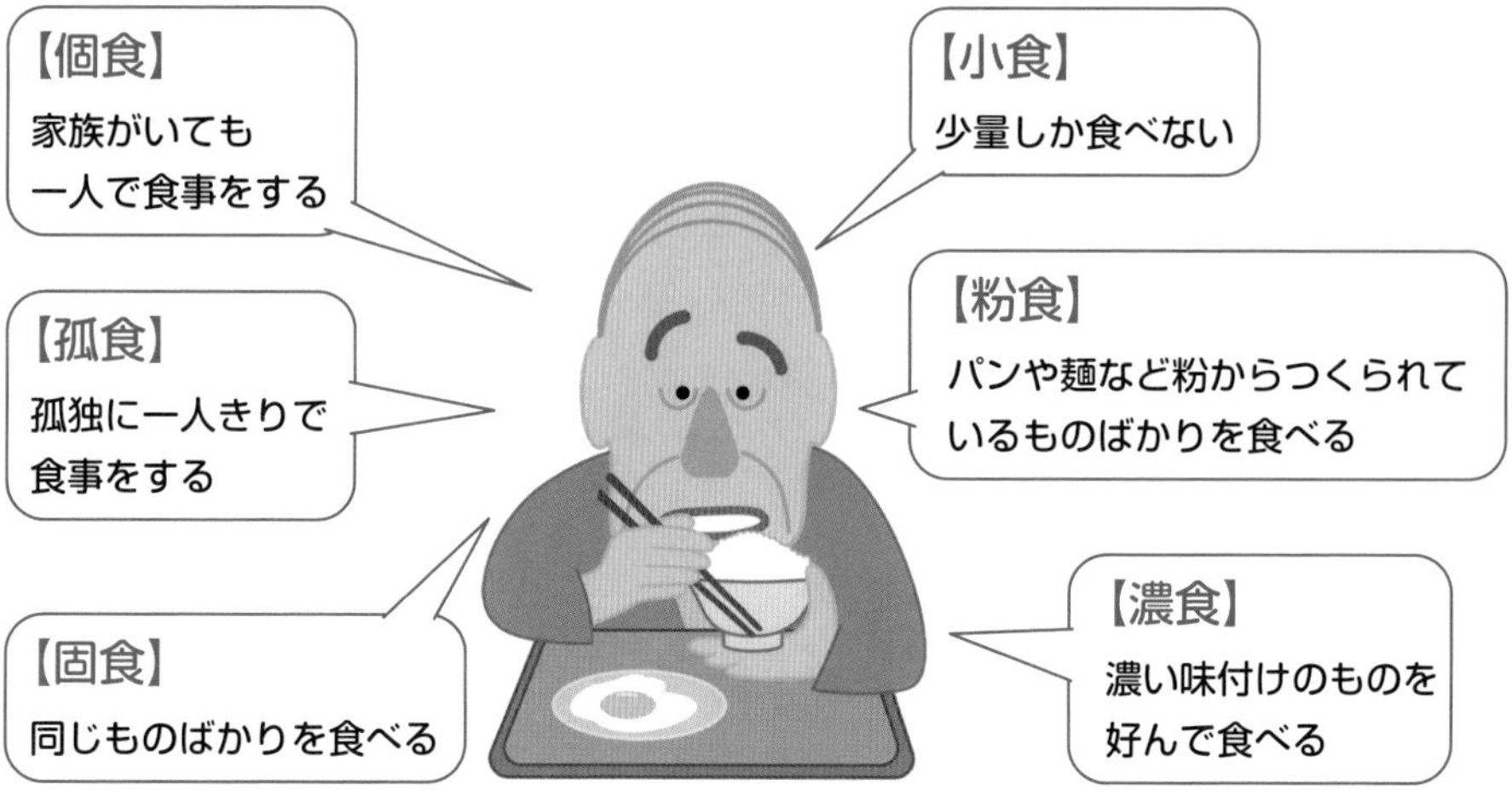
【個食】
家族がいても
一人で食事をする
【小食】
少量しか食べない
【孤食】
孤独に一人きりで
食事をする
【粉食】
パンや麺など粉からつくられて
いるものばかりを食べる
【固食】
同じものばかりを食べる
【濃食】
濃い味付けのものを
好んで食べる

65歳以上の一人暮らしは増える傾向にあり、厚生労働省によると、男性15%、女性22・1%（令和2年現在）となっています。一人暮らしだと孤食になりがちなのはわかりますが、家族と同居していても別々に食事を摂る「個食」もあります（右の図）。

自分一人の食事のための買い物や炊事は面倒だし食欲も湧かない……などの理由から食事回数は減り、偏食になるなど食事の質も低下して認知症のリスクにつながります。できるだけ人と一緒に食事をすることを心がけてください。

「孤食」や「個食」以外にも高齢者が気をつけたいのは、同じものばかり食べる「固食」、少量で済ませる「小食」、パンや麺ばかり食べる「粉食」、味付けの濃い「濃食」。6つのコ食に要注意です（上の図）。

# 友人や仲間とよく話をする人はセーフ！

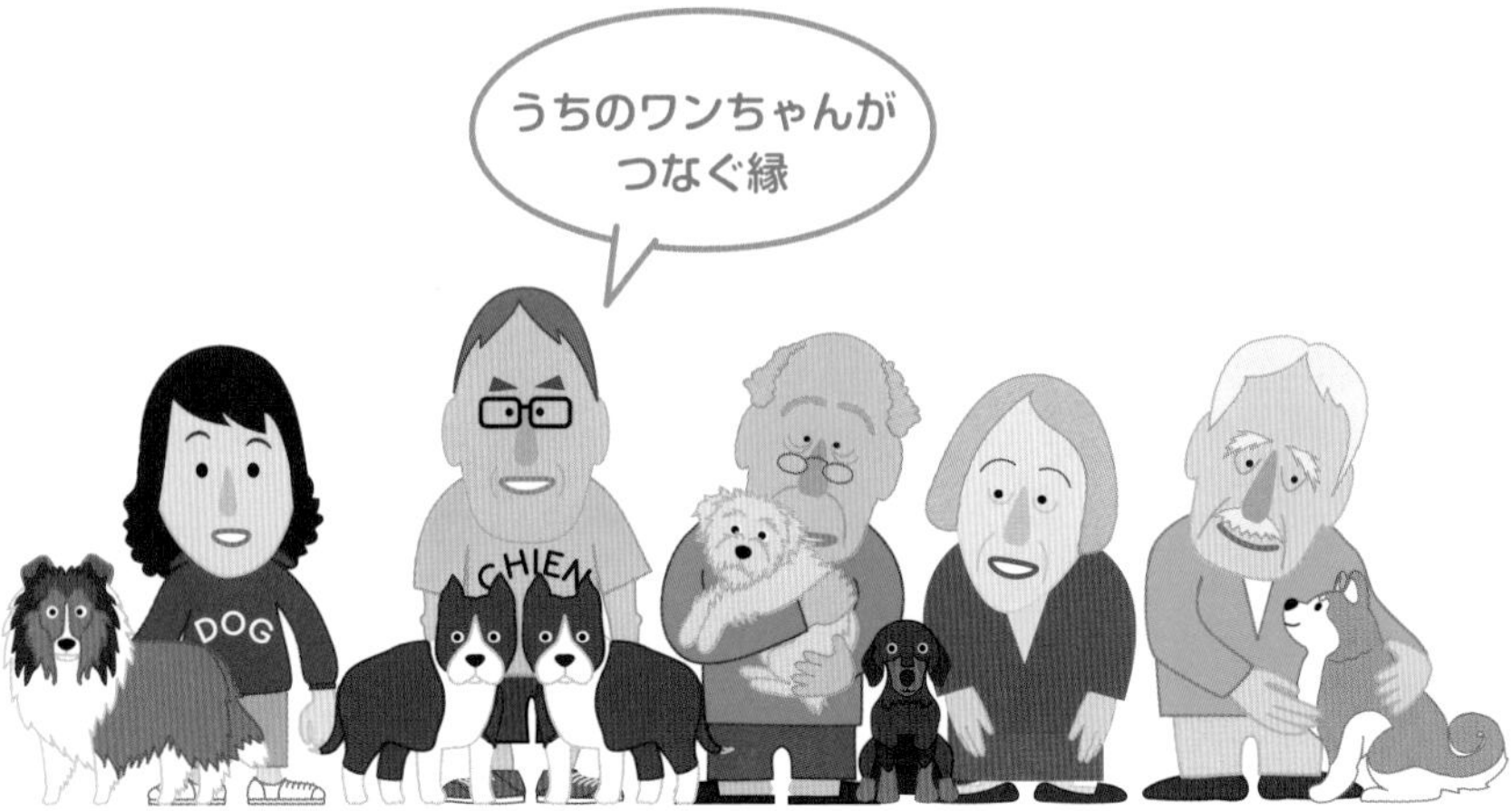

うちのワンちゃんがつなぐ縁
DOG
CHIEN


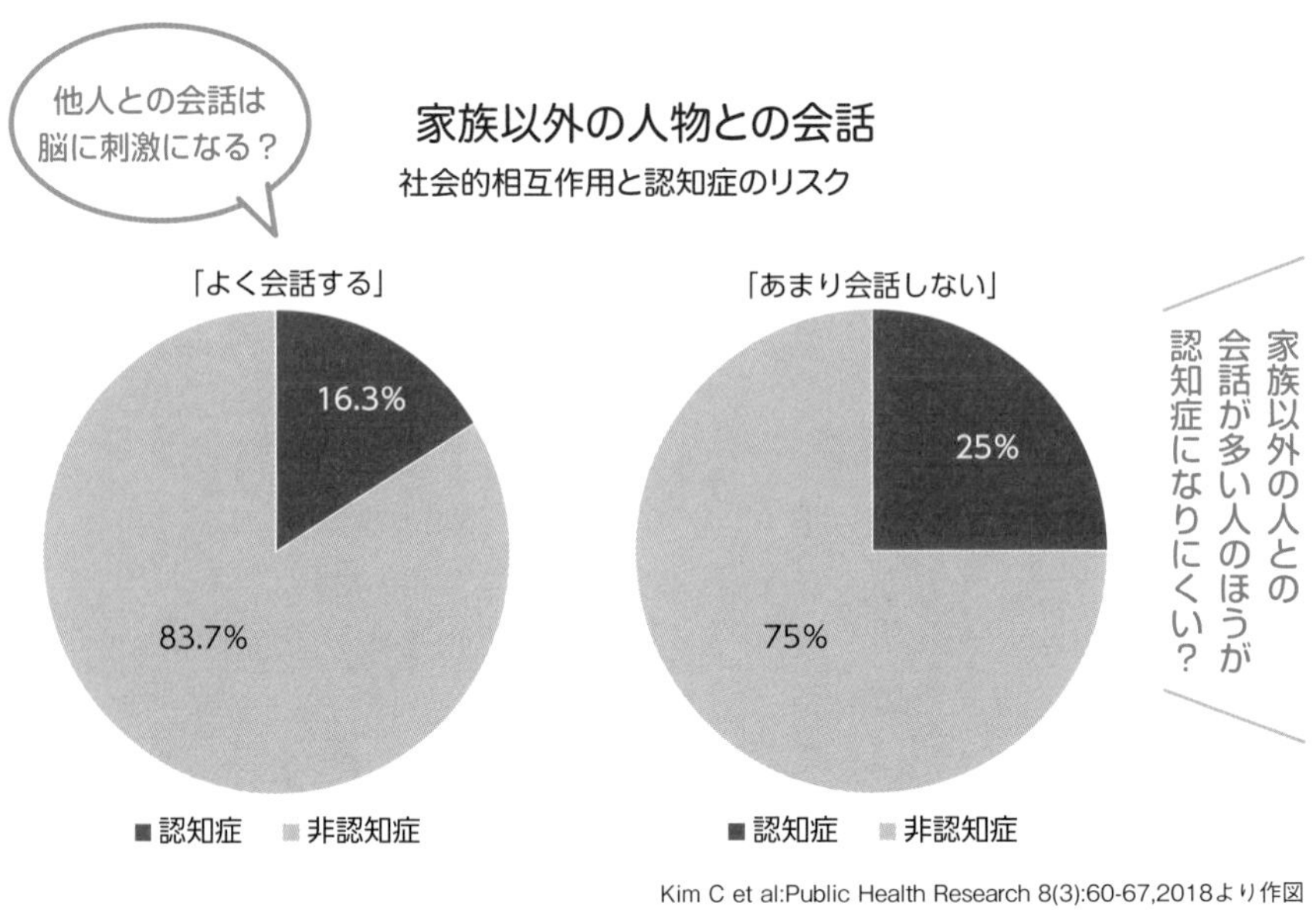

他人との会話は脳に刺激になる？
家族以外の人物との会話
社会的相互作用と認知症のリスク
「よく会話する」
16.3%
83.7%
■認知症　■非認知症
「あまり会話しない」
25%
75%
■認知症　■非認知症
家族以外の人との会話が多い人のほうが認知症になりにくい？


Kim C et al:Public Health Research 8(3):60-67,2018より作図

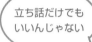

# 家族は空気みたいだから家族以外との会話を増やして！

立ち話だけでもいいんじゃない

近所付き合い別の
生きがいを感じる程度

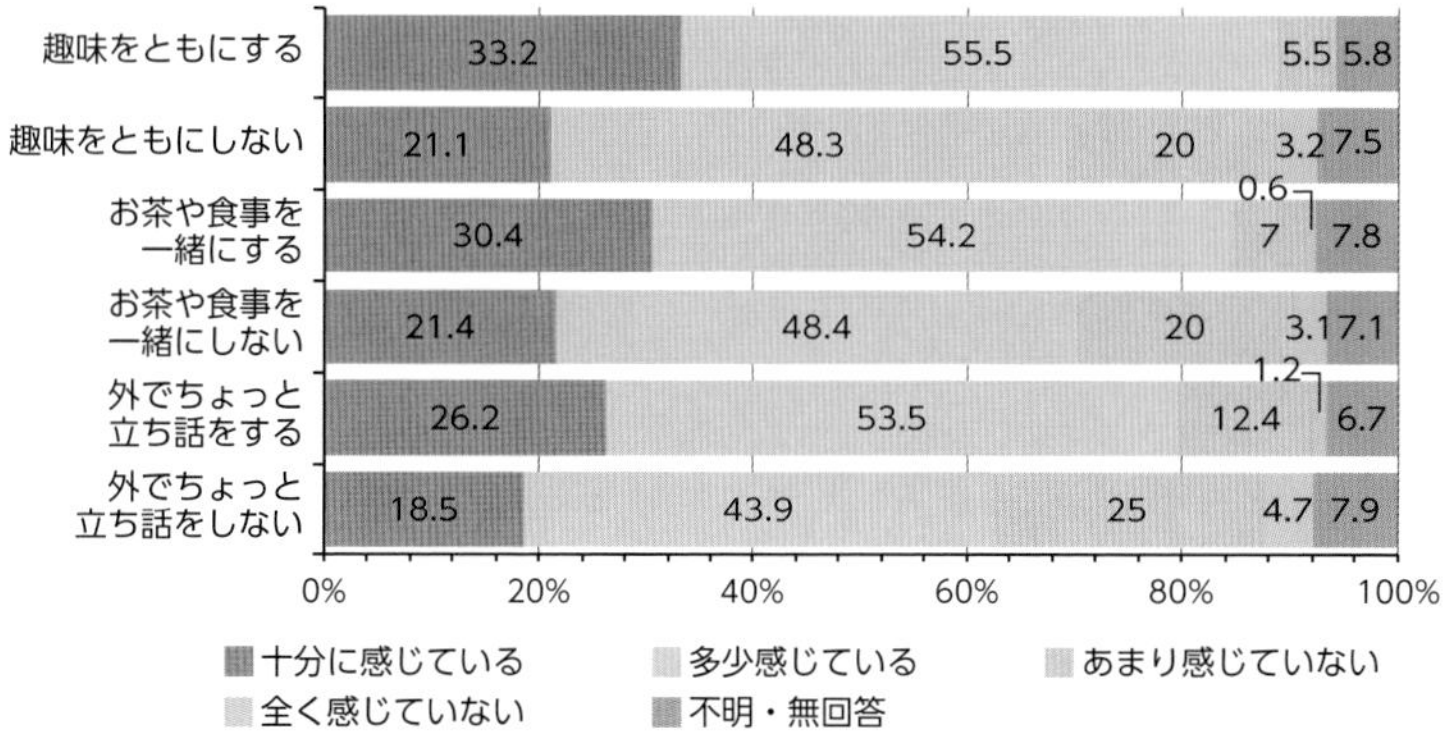
趣味をともにする 33.2 55.5 5.5 5.8
趣味をともにしない 21.1 48.3 20 3.2 7.5
お茶や食事を一緒にする 30.4 54.2 7 0.6 7.8
お茶や食事を一緒にしない 21.4 48.4 20 3.1 7.1
外でちょっと立ち話をする 26.2 53.5 12.4 1.2 6.7
外でちょっと立ち話をしない 18.5 43.9 25 4.7 7.9
0% 20% 40% 60% 80% 100%
十分に感じている
多少感じている
あまり感じていない
全く感じていない
不明・無回答

趣味の話ができれば最高！
ちょっとお茶でも十分

内閣府　令和4年版高齢社会白書より作図
https://www8.cao.go.jp/kourei/whitepaper/w-2022/html/zenbun/s1_3_2.html

家族内で会話があるのはもちろん喜ばしいことですが、「それ」「あれ」「あの人」「あそこ」とか、指示代名詞などで話が通じてしまうことも多いでしょう。

それよりも、友人や趣味の仲間と会話をするよう心がけてください。人と話をすることは、滑舌をよくしオーラルフレイルを防止します。さらに、言葉のキャッチボールは「耳で聞いて内容を理解する」「伝えたいことを言葉に変換する」など、意識していなくても頭の中はフル回転し脳のネットワークを活性化させ認知症を予防します(右の図)。

趣味のサークルに参加する、行きつけの飲み屋を作るなど、他の人と会話できるきっかけづくりでも十分です(上の図)。井戸端会議もいいですね。

# 趣味とその仲間がいれば 鬼に金棒かな！

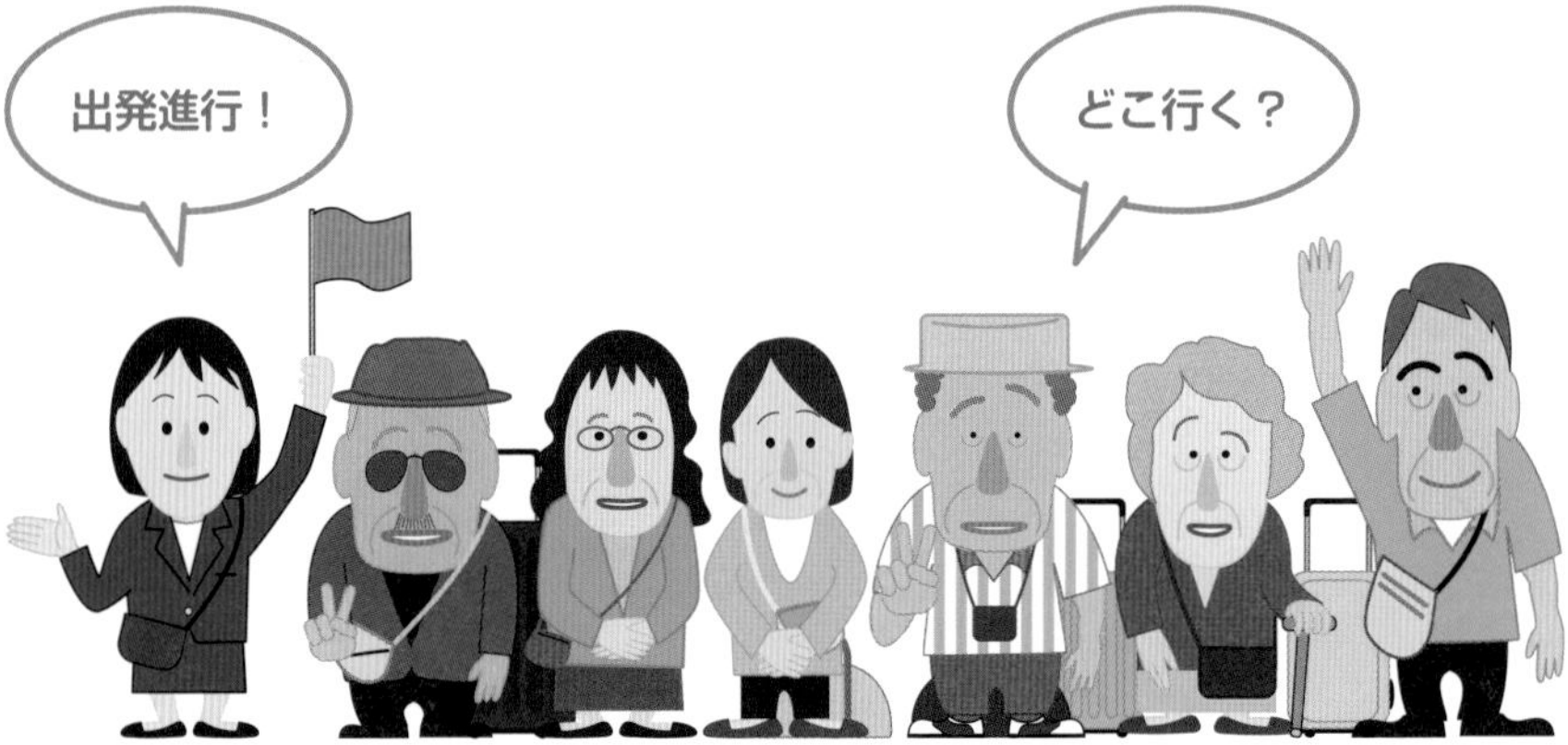
出発進行！
どこ行く？

何が好きなのか？
考えてみたら

## 趣味がある

社会的相互作用と認知症リスク

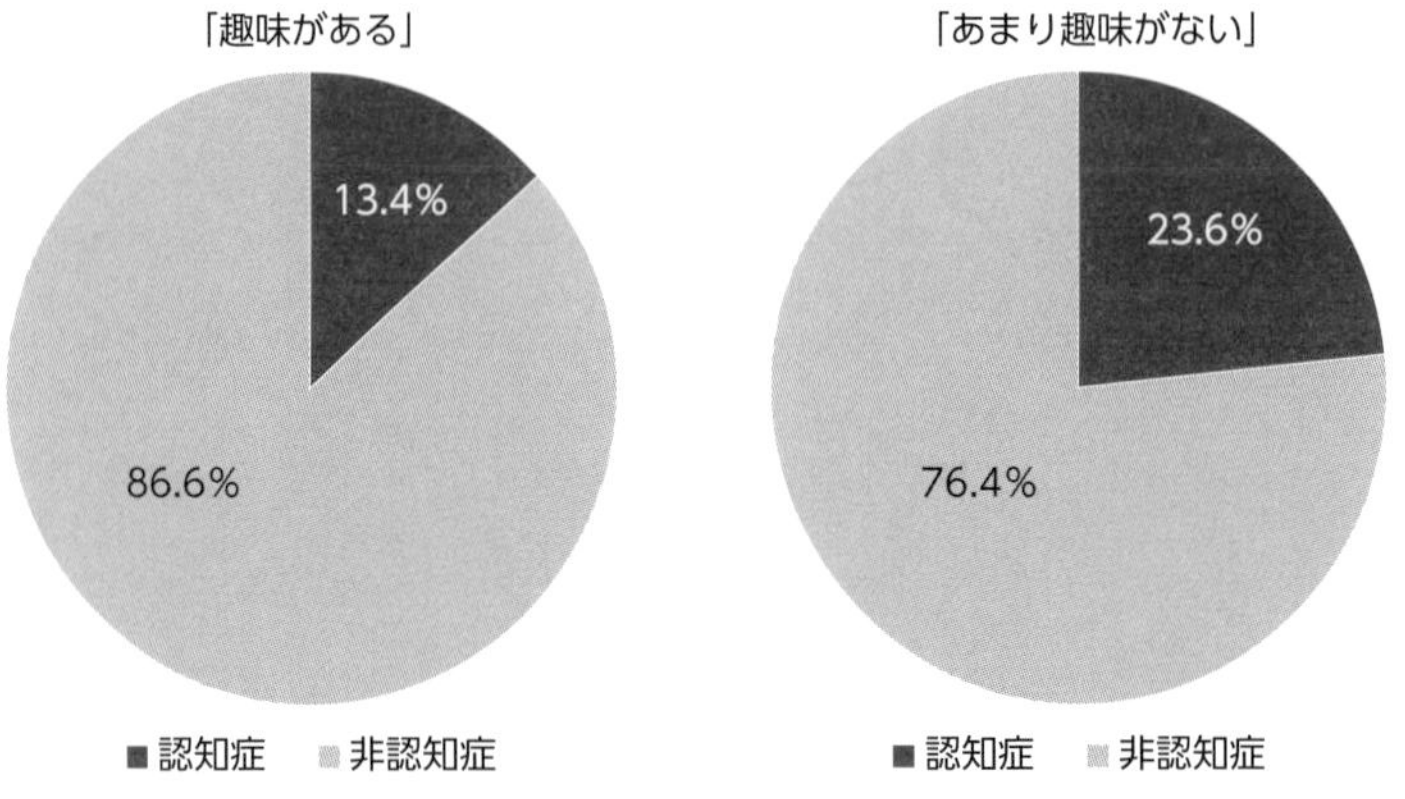
「趣味がある」
13.4%
86.6%
■認知症　■非認知症
「あまり趣味がない」
23.6%
76.4%
■認知症　■非認知症

趣味を持っている人は
趣味のない人より認知症に
なりづらい

Kim C, et al. Public Health Research 2018, 8(3): 60-67より作図

# 夢中になれることを見つけ心から楽しもう!!

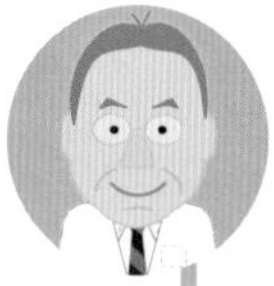

美味しいものを
食べるグルメも
趣味といえるかも

## 高齢者が生きがいを感じるとき

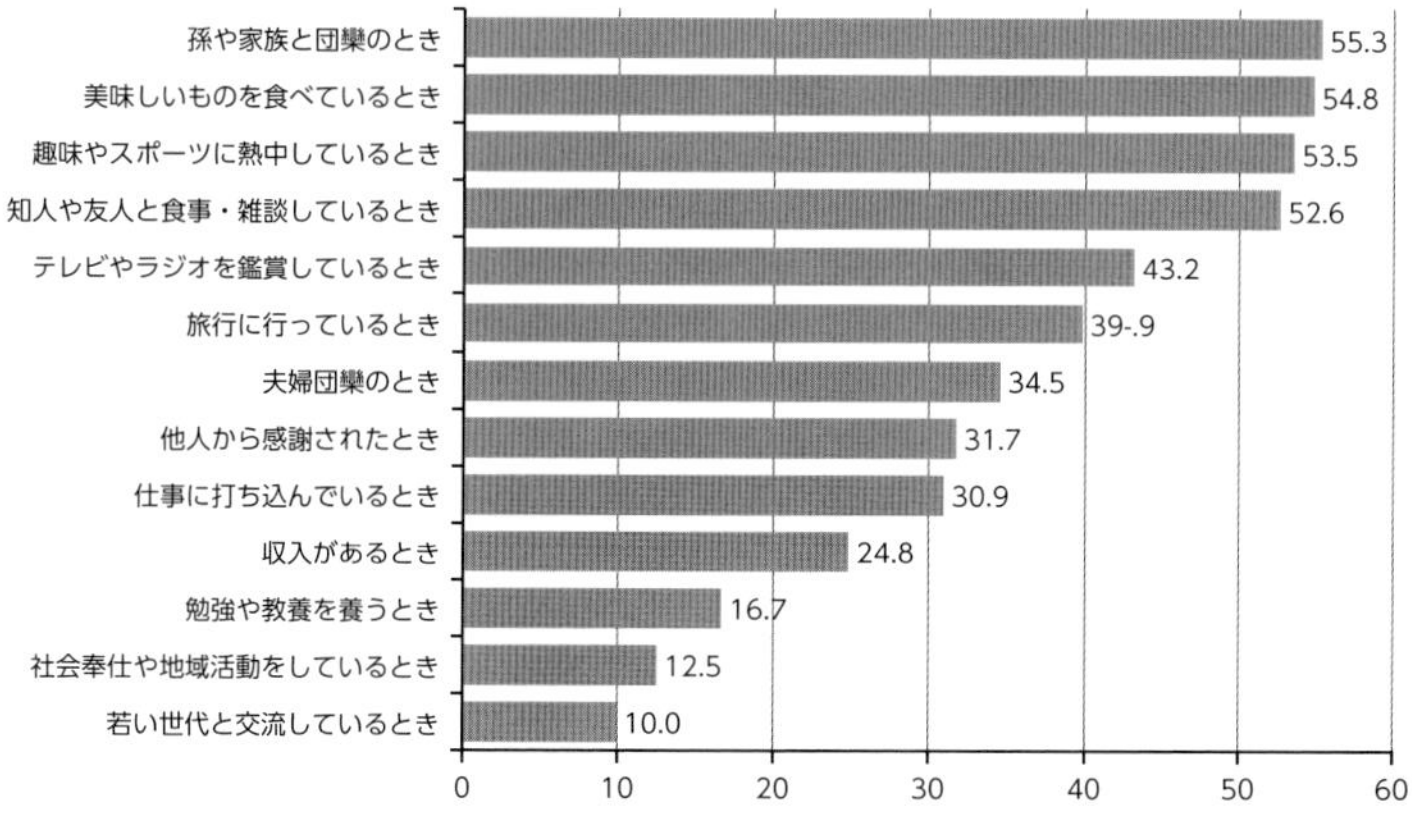
孫や家族と団欒のとき 55.3
美味しいものを食べているとき 54.8
趣味やスポーツに熱中しているとき 53.5
知人や友人と食事・雑談しているとき 52.6
テレビやラジオを鑑賞しているとき 43.2
旅行に行っているとき 39-.9
夫婦団欒のとき 34.5
他人から感謝されたとき 31.7
仕事に打ち込んでいるとき 30.9
収入があるとき 24.8
勉強や教養を養うとき 16.7
社会奉仕や地域活動をしているとき 12.5
若い世代と交流しているとき 10.0
0
10
20
30
40
50
60

趣味やスポーツに熱中するとき
生きがいを感じる人が多い

内閣府　令和3年高齢者対策総合調査より作図
https://www8.cao.go.jp/kourei/ishiki/r03/zentai/pdf/2_8.pdf

認知症予防として、趣味を持つことは大事(右の図)。「趣味は仕事」と答える人が昭和時代には多く生息していましたが、仕事をリタイアしたら、仕事も趣味も一度に失ってしまうことになります。退職してから何か新しいことを始めるにはハードルが高いことがままありますから、働いているときに始めた趣味を退職後にも続けることを推奨するのが最近の傾向です。

友人との旅行、スポーツや合唱、ダンス、吟行(俳句)など、できれば人と交流できる趣味がおすすめです。一人で楽しめるプラモデル作りや絵画、陶芸、鉄道撮影、推し活などでも共通の趣味を持つ仲間と発表の場を作るとOK。わざわざ展覧会を開かなくても、SNSで同志とつながれることもあります。

# 楽器を演奏する人は認知症リスクが低い

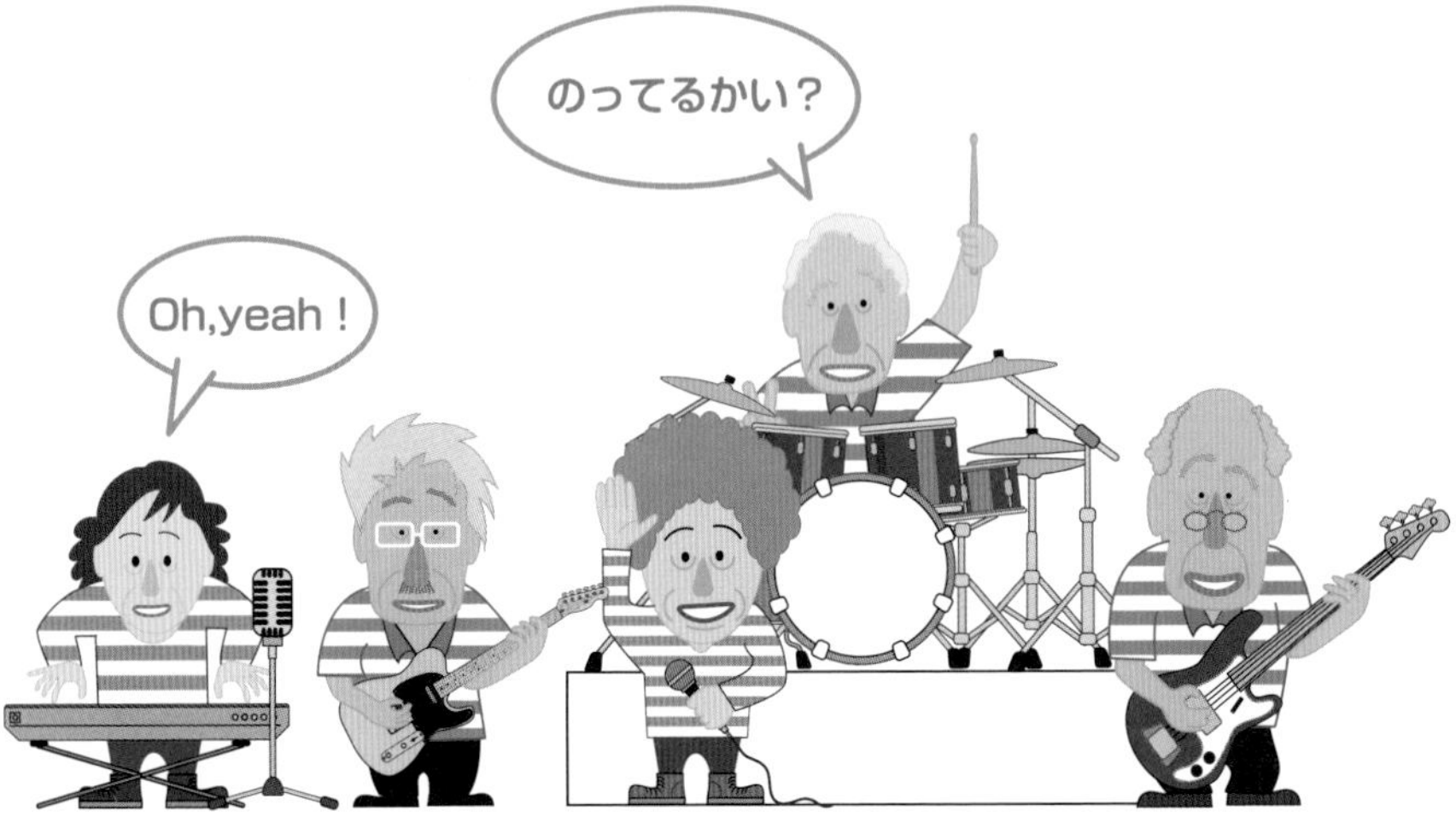
のってるかい？
Oh,yeah！

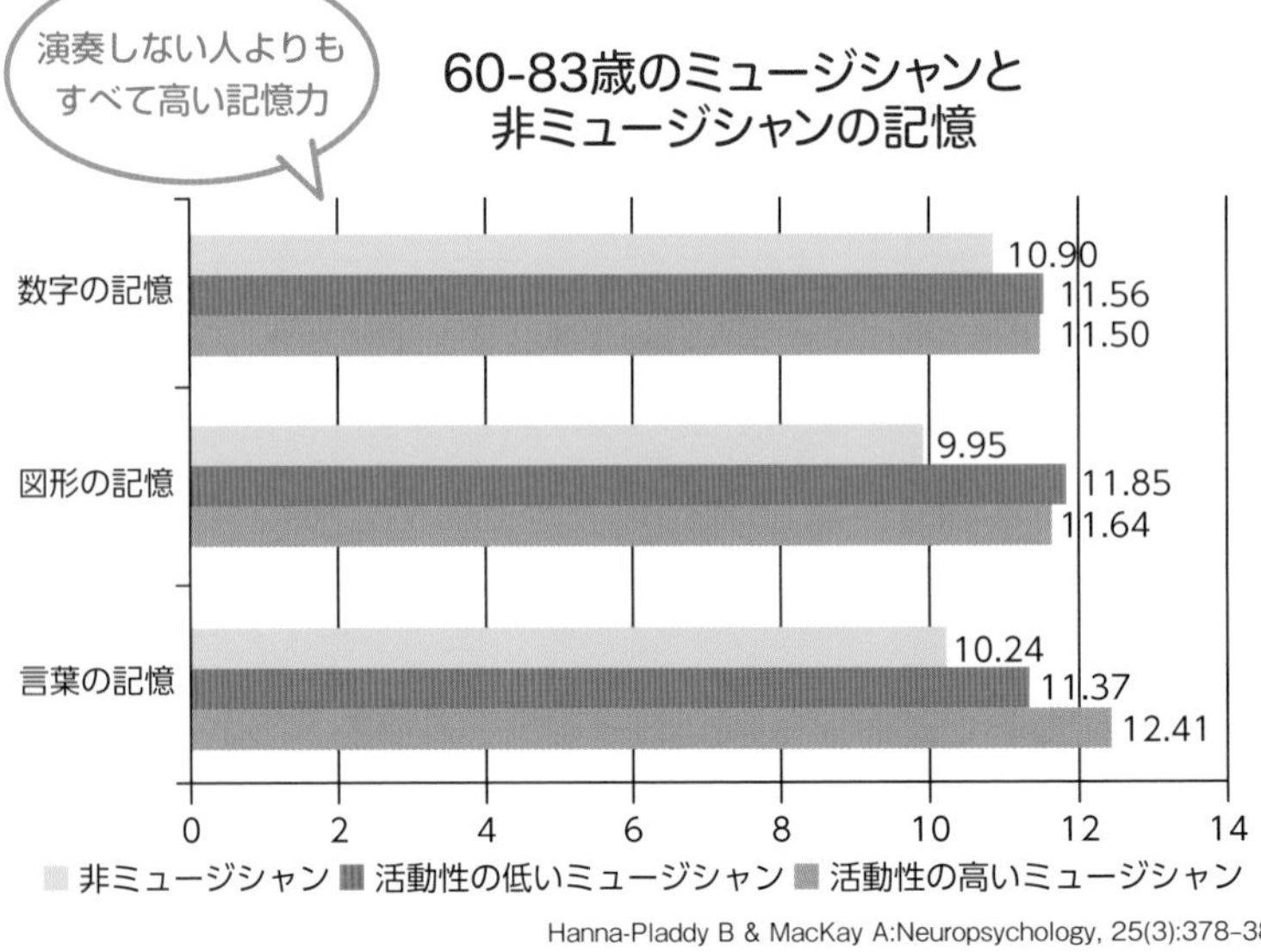
演奏しない人よりもすべて高い記憶力
60-83歳のミュージシャンと非ミュージシャンの記憶
数字の記憶
10.90
11.56
11.50
図形の記憶
9.95
11.85
11.64
言葉の記憶
10.24
11.37
12.41
0
2
4
6
8
10
12
14
非ミュージシャン
活動性の低いミュージシャン
活動性の高いミュージシャン

Hanna-Pladdy B & MacKay A:Neuropsychology, 25(3):378-386, 2011より作成

ミュージシャンはどんな記憶もいい？

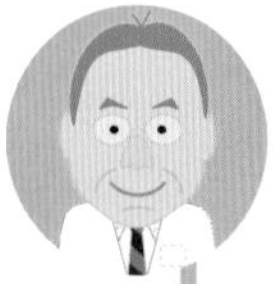

# 音楽活動を続けることが認知症予防にもなる！

高齢者の楽器演奏行動者数

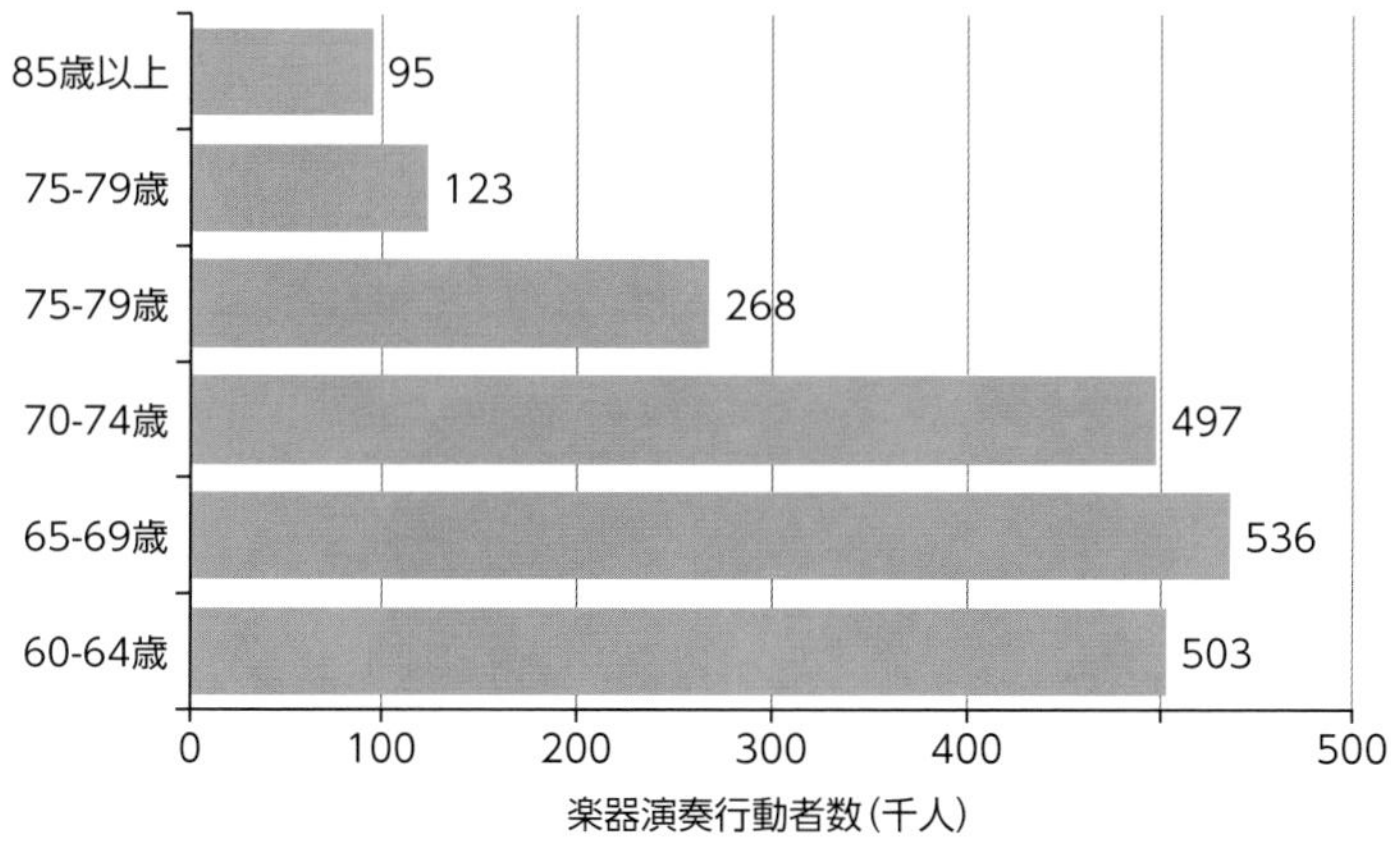


85歳を過ぎても楽器演奏を続ける人もいる

総務省　令和３年社会生活基本調査より作図
https://www.stat.go.jp/data/shakai/2021/kekka.html

クラシックやロックなど音楽のジャンルにかかわらず、ミュージシャンはさまざまな記憶についての成績が、音楽の素養のない人と比べていいことがわかっています。

活動性の高いミュージシャンは言葉の記憶は一番いいのですが、図形の記憶・数字の記憶については活動性の低いミュージシャンの方が優っていました(右の図)。

楽譜を読みそれを音楽にする、楽器の演奏をする、作詞作曲をするなどは右脳の働きをよくするだけでなく、脳の神経細胞が活性化していることに他なりません。

子どもの頃にピアノを習った人よりも、現在も演奏を続けている人のほうがいいのです。実際に演奏を続けている高齢者は、75〜79歳で26万8000人、85歳以上でも9万5000人もいます(上の図)。

# 周囲の人が肯定的だと認知症進行が遅くなる

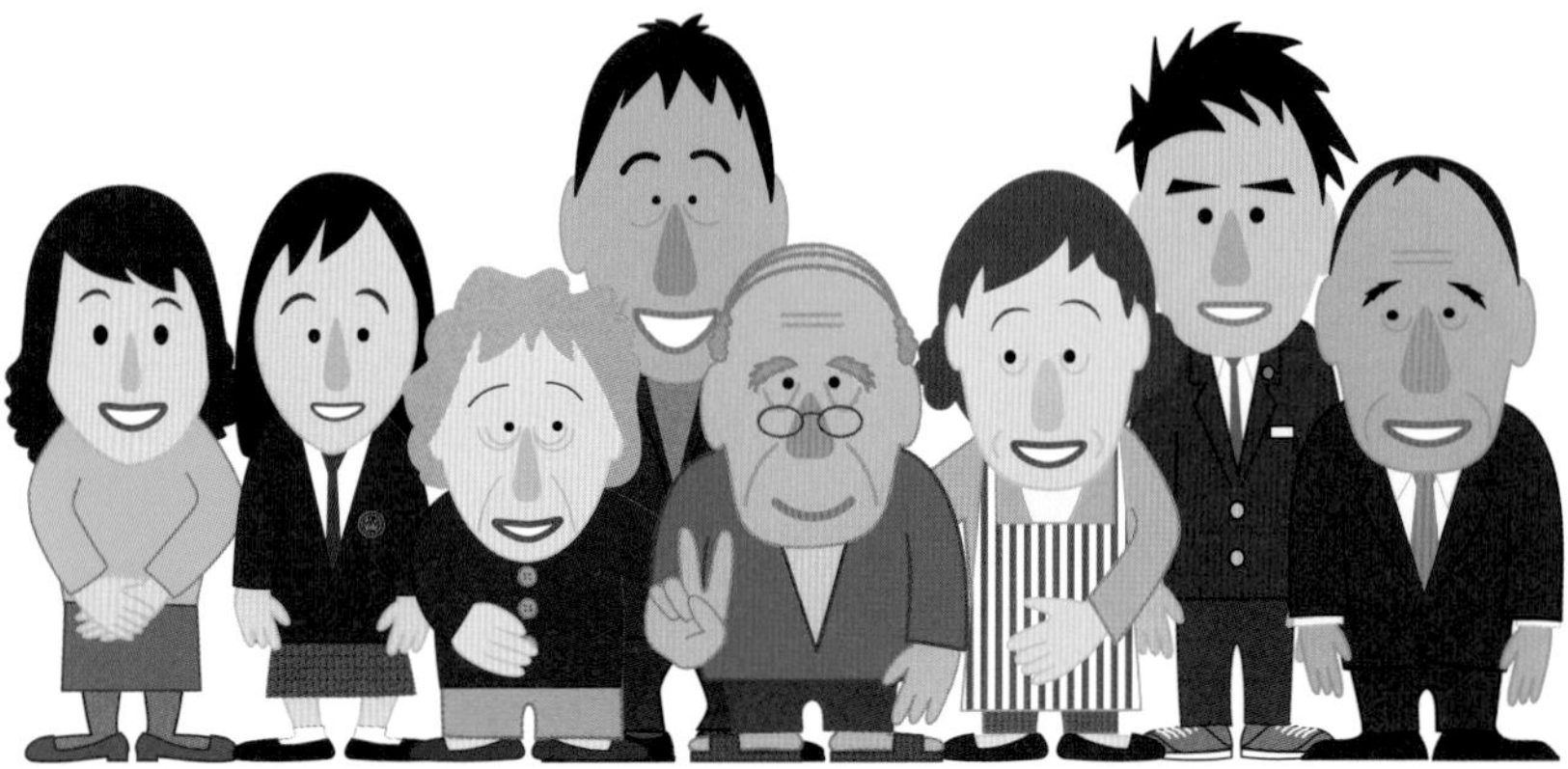

否定されるより
肯定されたいよね
誰しも

### 肯定的・否定的支援と認知症リスク

50歳以上の10,055人を10年間追跡

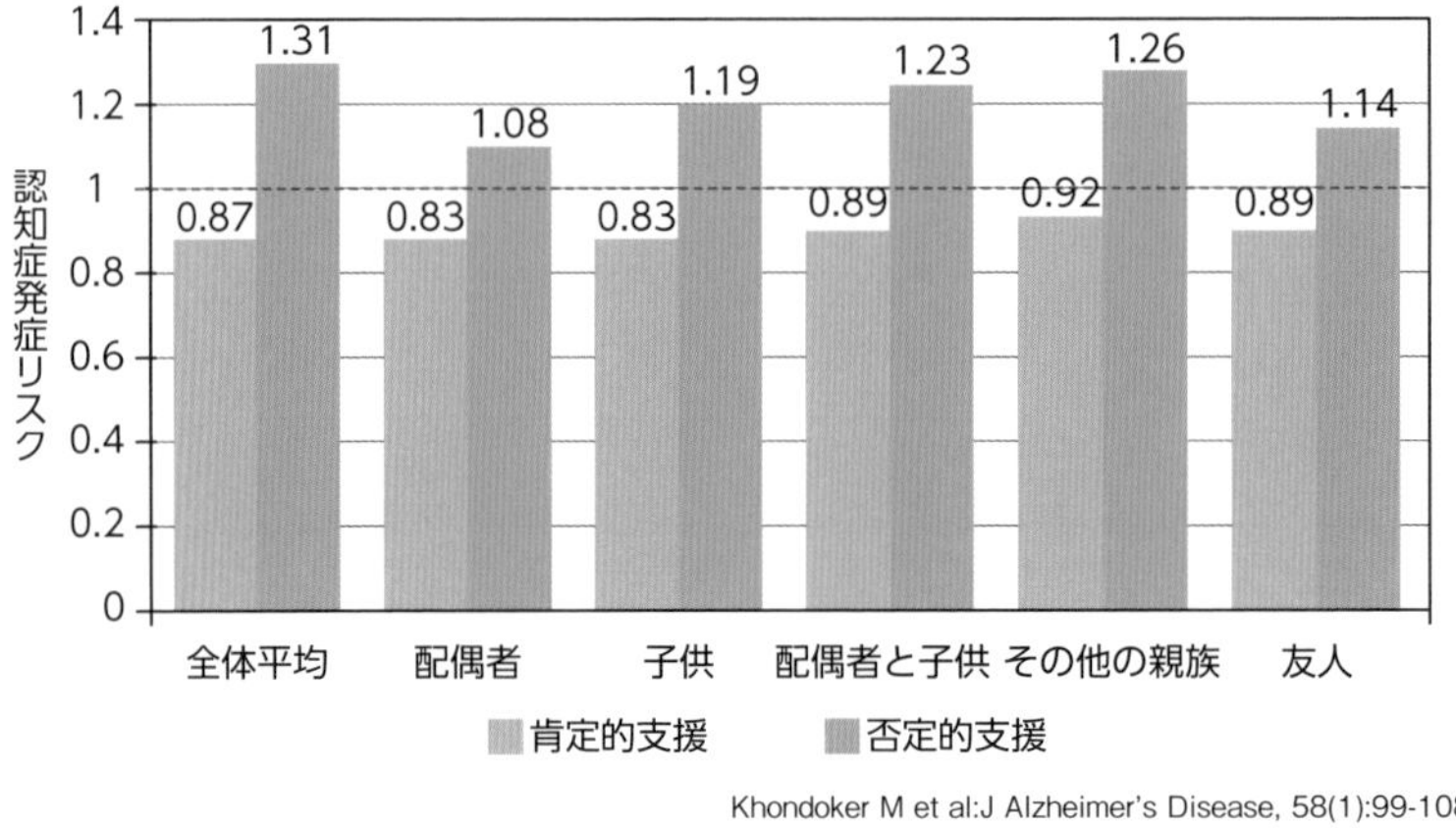

認知症発症リスク
1.4
1.2
1
0.8
0.6
0.4
0.2
0
0.87
1.31
0.83
1.08
0.83
1.19
0.89
1.23
0.92
1.26
0.89
1.14
全体平均
配偶者
子供
配偶者と子供
その他の親族
友人
肯定的支援
否定的支援


肯定的な家族と暮らしていると
認知症発症のリスクは下がる

Khondoker M et al:J Alzheimer's Disease, 58(1):99-108, 2017より作図

# ほめること、感謝すること 今日から言葉に出そう!

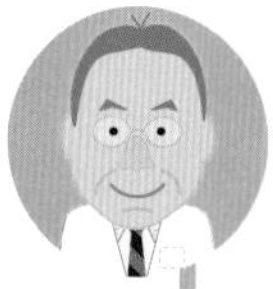

### 認知症介護の一般的原則

- 患者の能力の低下を理解し、過度に期待しない
- 急速な進行と新たな症状の出現に注意する
- 簡潔な指示や要求を心がける
- 患者が混乱したり怒り出すときは要求を変更する
- 失敗につながるような複雑な作業はさける
- 障害に向かい合うことを強いない
- 穏やかで安定した支持的な態度を心掛ける
- 不必要な変化を避ける
- わかりやすく説明し、見当識が保たれるようにヒントを与える

APA Works Group on Alzheimer's Disease and Dementias:Ravins PV.et al:Rabins PV et al. : Am J Psychiatry,164(12 Suppl): 5-56, 2007 より作成

認知症の人が少々おかしな言動をとっても「違うでしょ!」などと否定しない方が、認知症によるさまざまな行動心理症状を和らげることが知られています。

認知症になる前からも同様のことが言えます。アメリカで1万人を対象に行った10年以上の追跡研究でわかったことは、「肯定的な家族と暮らしている人は認知症になりにくい」ということ(右の図)。パートナーや子どもはもちろん、親戚、友人からいつも否定されている人の方が、認知症になるリスクは高まるのです。

一緒に暮らしている家族の粗探しをしたり、叱ったりするのはもうやめて、ちょっとしたことを誉め合ってみてはいかがでしょうか。「ありがとう」「助かった」などの感謝の言葉も非常に有効です。

COLUMN

# オレンジカフェならぬ お酒も飲める「オレンジバル」

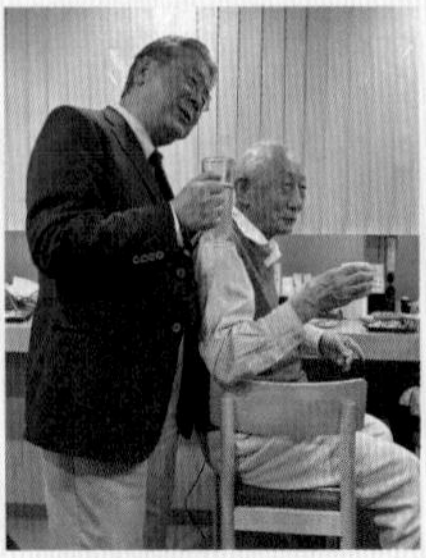

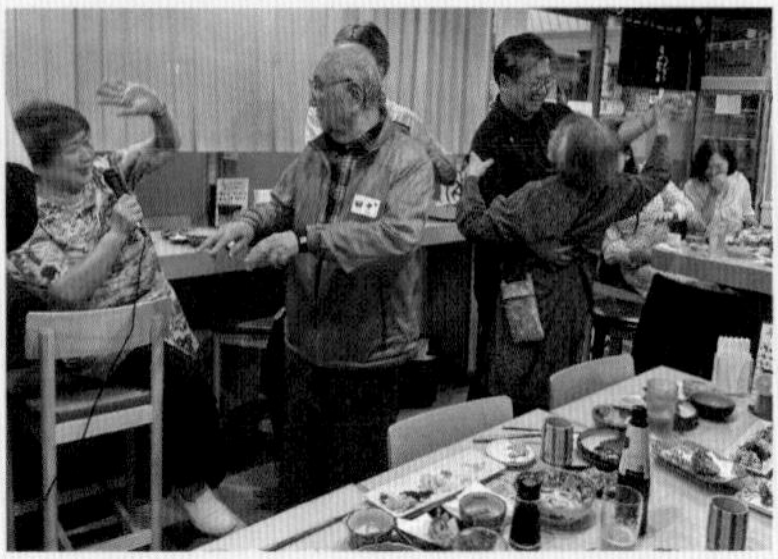

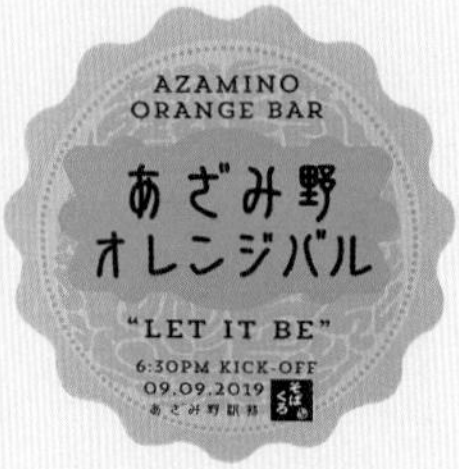


認知症になった本人やその家族は、誰にも相談できない悩みや不安を抱えています。それを解消しようと始まったのが「認知症カフェ」。オレンジカフェとも呼ばれ、現在、全国7,000箇所以上に設置されており、本人や家族が医療・介護関係者、地域の人々などに日頃の悩みを相談したり、介護の情報交換をしたりできる拠点となっています。開催は、月に１回程度（毎日のところも！）。

横浜市認知症疾患医療センターでは、2019年からお酒も飲める「オレンジバル」を月に１回のペースで開催中。会場は、横浜市青葉区あざみ野の蕎麦処そばくろです。参加者は思い思いの席に座り、お酒を飲みながら顔見知りと話に花を咲かせ、あちらこちらで笑いが起こります。

主催者は「食事とお酒を楽しみながら、多くの人との交流は、患者さんにとっても家族にとってもいいことです」と話します。この場所では何度同じことを言っても大丈夫、会話の内容を忘れても大丈夫。愉快な時間を過ごせたという印象が残れば、認知症の人も楽しい気持ちで日々を送ることができるでしょう。

# 第5章

# 認知症
# 5つのパターン

認知症の代表的な病気を
ザックリ解説してみました

認知症の7割近くがこの疾患

# アルツハイマー型認知症

### アルツハイマー型認知症の特徴

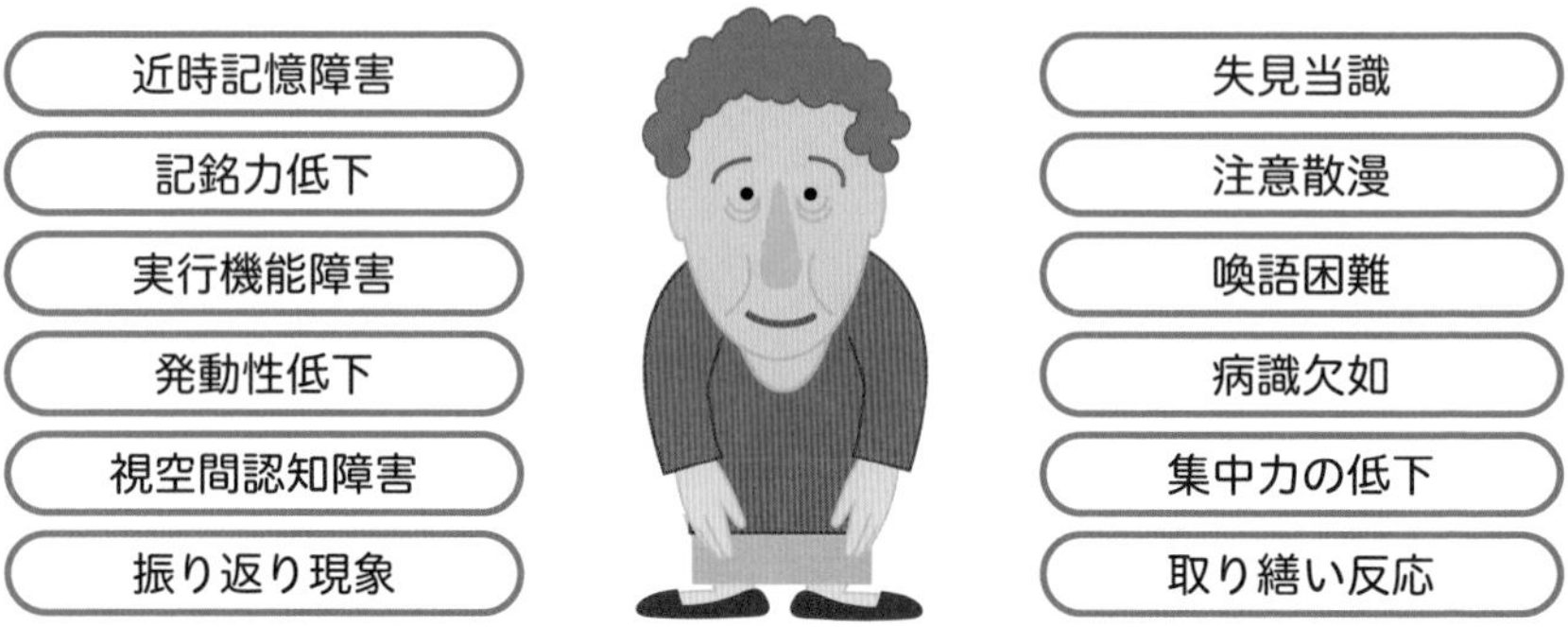
近時記憶障害
記銘力低下
実行機能障害
発動性低下
視空間認知障害
振り返り現象
失見当識
注意散漫
喚語困難
病識欠如
集中力の低下
取り繕い反応

脳の中にアミロイドβ（ベータ）という蛋白質の一種が溜まることが引き金となって発症するアルツハイマー病。アミロイドβが蓄積して老人斑を形成し、神経細胞の中にはタウ蛋白が蓄積して神経原繊維変化が生じます。シナプスの機能障害を起こし、脳の中の神経伝達が障害されると、数分前から数週間前くらいの「近時記憶」が障害され、朝食を食べたことを忘れる、薬を飲んだことを忘れる、通院日を忘れる、といったことが日常的に起こります。

他に、リモコンや携帯電話の使い方がわからなくなったり、手順通りに料理を作れなくなったりする「実行機能障害」、今日の日付が言えなかったり、季節外れの服を着たりする「見当識障害」などの症状もあります。

ものの置き忘れが増え、「あれ」「それ」などの指示代名詞が多くなり、連続ドラマも前のストーリーを忘れてしまうので見なくなってしまいます。「めがね」や「ハサミ」などの物品名詞が出てこなくなり、進行すると家族の名前を忘れてしまうことがあります。

# 発症初期から鮮明に幻覚が見える
# レビー小体型認知症

## レビー小体型認知症の特徴

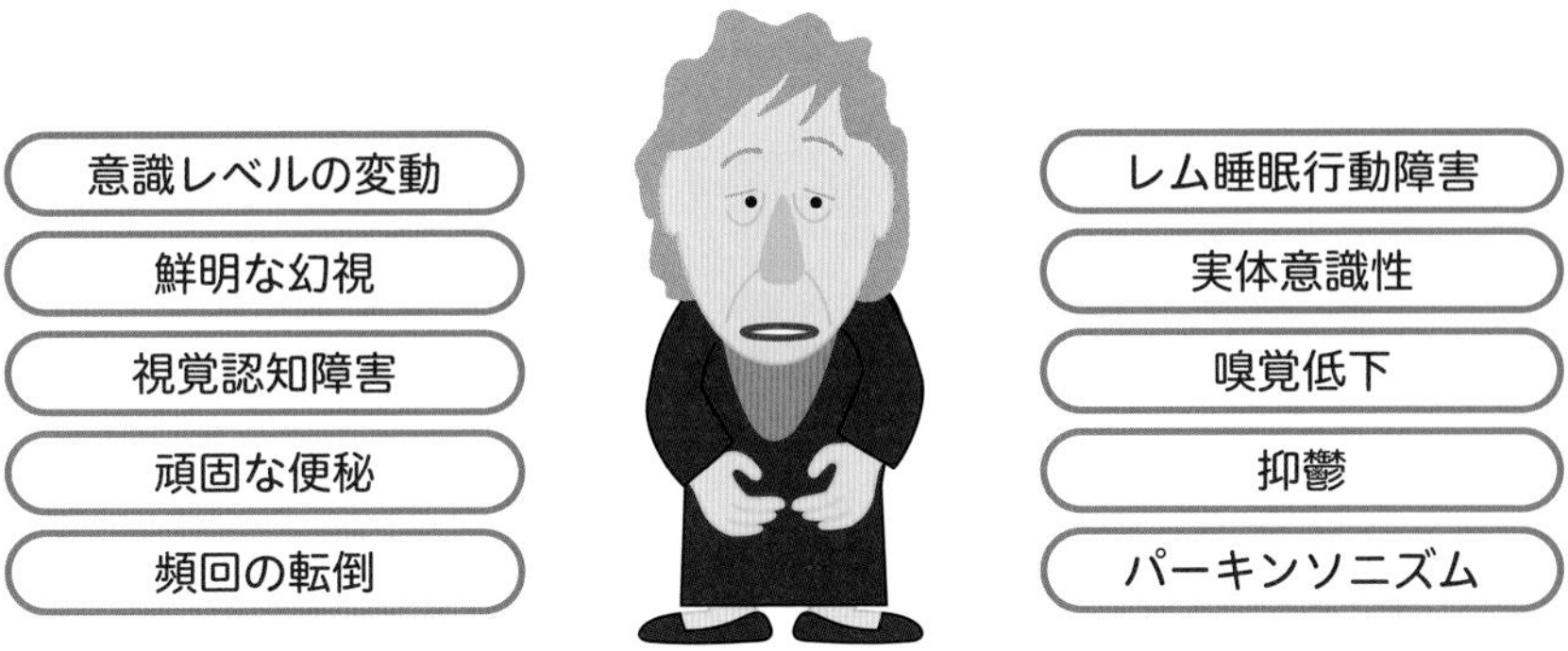
意識レベルの変動
鮮明な幻視
視覚認知障害
頑固な便秘
頻回の転倒
レム睡眠行動障害
実体意識性
嗅覚低下
抑鬱
パーキンソニズム

α（アルファ）シヌクレインという異常蛋白が凝集したレビー小体が脳細胞に現れることで発症する病気です。発症初期から「玄関に小さな子どもがいる」「窓の外に誰かいる」といったリアルな幻覚が見えることが特徴です。また、シーツのシワを見て「ふとんの上に蛇がいる」などの錯視もあります。

アルツハイマー型認知症と同じく記憶障害や見当識障害がありますが、夜寝ているときに大声で寝言を言ったり、手足をばたつかせる特徴的な症状もあり「レム睡眠行動異常」と呼ばれます。レム睡眠は夢を見る時の浅い睡眠で、健常な人は夢を見ていても運動機能がブロックされて声を出したり動いたりすることはしませんが、この病気の人は運動機能がブロックされないのです。

調子のいいときと悪いときとの差が大きいことも特徴の一つです。便秘や嗅覚障害に加え手足の震えや動作緩慢など、パーキンソン病と共通する症状があります。

## 運動機能障害のあとに認知機能障害を起こす
# 認知症を伴うパーキンソン病

### パーキンソン病の認知機能障害

- 思考緩慢・言語応答緩慢
- 注意散漫
- 実行機能障害
- 視空間機能障害
- 記憶障害
- 抑鬱・アパシー（意欲減退）

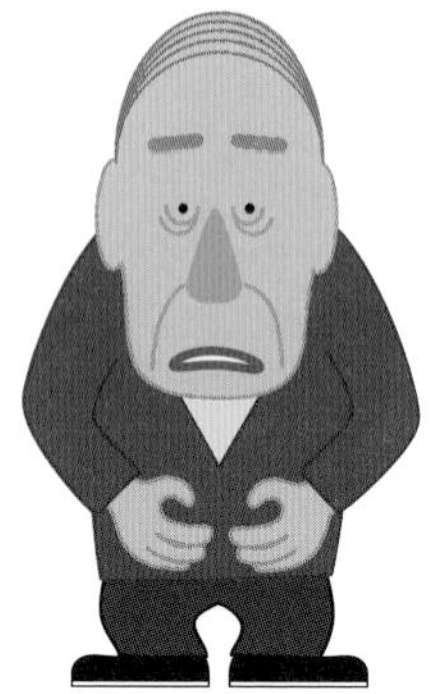

神経伝達物質の一つのドパミンが減少し、脳から運動器への指令が届きづらくなってさまざまな運動障害が現れるパーキンソン病。難病に指定されている病気です。

主な症状は、動作が緩慢になる、手足が震える、歩幅が狭くなり方向転換が不安定になる、転びやすくなる、話し方に抑揚がなくなる、表情が硬いなどで、レビー小体型認知症と共通する症状が認められます。

かつてはパーキンソン病は運動症状だけで認知症にはならないと言われていましたが、今はパーキンソン病の約30％の人で認知症の症状が出てきます。パーキンソン病を発症した後に、物忘れが多くなったり、判断力が低下したり、手順を踏めなくなったりするなど認知機能の低下が起こった場合、発症後１年以内なら「レビー小体型認知症」、発症後１年以上なら「認知症を伴うパーキンソン病」と診断されます。しかし、アルツハイマー病を併存していることも珍しくなく、病名の判断が難しいといわれています。

## 脳卒中を起こした後に発症する
# 血管性認知症

### 血管性認知症の臨床像

| | |
|---|---|
| 半側空間無視 | 失語症 |
| 実行機能障害 | 注意散漫 |
| 同名性半盲 | 情動失禁 |
| 構音障害 | 顔面神経麻痺 |
| 嚥下障害 | 片麻痺 |
| 歩行障害 | 感覚障害 |

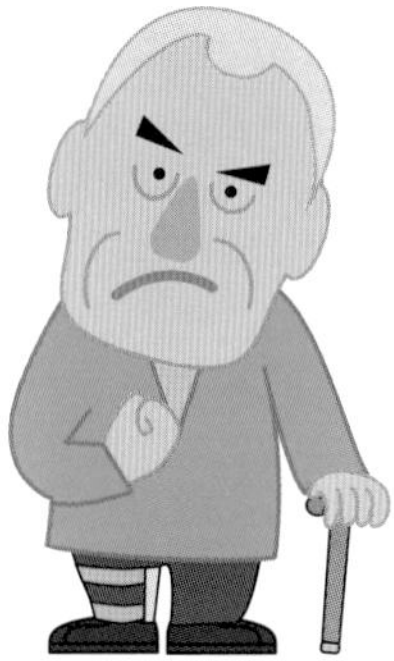

脳出血やくも膜下出血、脳梗塞、低灌流など、脳血管障害が原因の認知症の総称が、血管性認知症です。

脳卒中が起こった部位によって、それぞれ違った症状が現れます。左脳が障害された場合は失語症を生じ、言葉で意思の疎通を図ることが難しくなります。右脳が障害されると、左半身の片麻痺、歩行困難、顔面神経麻痺が現れます。左側のものが見えなくなることがあり、食卓の左に置いたおかずが見えない反則空間無視が現れることもあります。前頭葉が障害されると実行機能障害が高い頻度で起こるようになり、運動神経の通る錐体路が障害されると、顔面を含む半身の感覚障害を伴う片麻痺、歩行障害、嚥下障害なども起こります。右脳、左脳の両方が障害されると、些細な出来事で大笑いしたり、急に泣き出したりする情動失禁が起こります。

40歳代で脳卒中になった人で認知症になる人は5.5%に過ぎませんが、60歳代で18.8%、80歳代では53.7%が認知症を発症することがわかっています。

人格が変わったように見える
# 前頭側頭型認知症

前頭側頭型認知症（ピック病）の臨床像

| | |
|---|---|
| 自分勝手な行動 | 立ち去り行動 |
| 感情の鈍化 | 情動行為 |
| 脱抑制 | 無頓着 |
| 反社会的行動 | 病識欠如 |
| 考え無精 | 常同的周遊 |
| 40-50代の発症 | 時刻表的生活 |

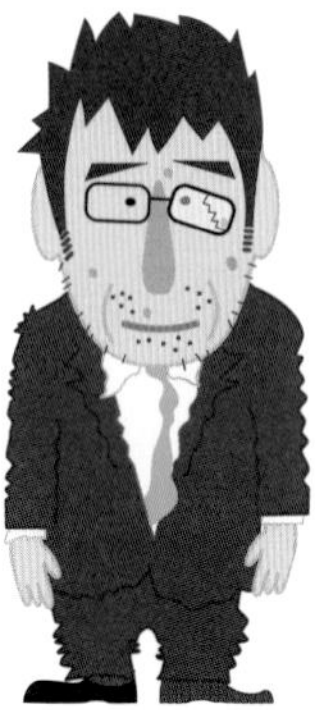

脳の前頭葉や側頭葉の神経細胞が変性・壊死して起こる前頭側頭型認知症は、初老期に発症することが多く、若年性認知症の原因として挙げられます。前頭葉や側頭葉の神経細胞にピック小体という物質が溜まり、萎縮することが原因です。

この病気の特徴は“going my way”と言われ、自分勝手な行動を取ることです。万引きや割り込みなど反社会的な行動をすることもあります。

判で押したように同じことをしなくては気が済まなくなるのも特徴の一つで、常同行為と言われます。毎日同じ時間に同じルートを散歩する、同じ時間に食事をする、同じものばかり続けて食べるといった硬直化した行動が見られます。

また、人が言った言葉をそっくりそのまま返す「オウム返し」が多くなります。

それまでオシャレだった人が何日も同じ洋服を着る、髭が伸びている、メイクをしないなど整容にも無頓着になります。

あとがき

# 認知症にならない習慣と、認知症になっても前向きで愉快な日々を

皆さん、ここまで読んでみて、気になる項目はありましたか？

思い当たる項目については、すぐにでも対策を立てていきましょう。今日から取りかかれる項目、努力目標として心がけるべき項目があると思いますが、それらを知っているか知らないかでは、認知症に対する心構えも違ってくることでしょう。

本書は、認知症に関する世界各国のさまざまな研究結果などをもとに、最新の情報から構成しています。正しい知識のもと、認知症についての考えを深めていただけたら幸いです。

誰もが「認知症にだけはなりたくない」と思っているでしょうが、認知症になったからといって人生が終わるわけではありません。政府は2025年には認知症患者が700万人にのぼると発表していますが、そのうち、在宅療養が困難になり施設入所が必要なほど重症な人は全体の3分の1程度。残りの3分の2の患者さんは、サポートしてくれる人がいれば

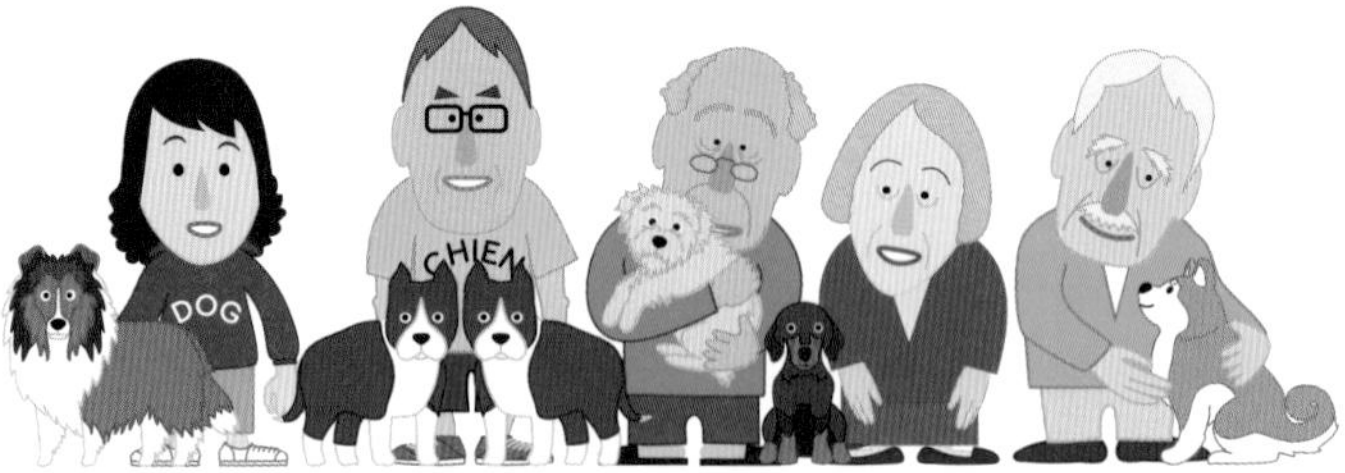


自宅で生活することのできる軽症から中等度の人です。一人暮らしが可能な人も少なくないでしょう。

ですから、もし認知症と診断されても、本人も家族も悲嘆にくれる必要はありません。

多少の物忘れがあっても、「年を取ったらこんなもんだ」と受け入れる度量が求められます。加齢により歩く速度が遅くなるのと同じように、認知機能の低下も老化の一つと捉えていただきたいと思います。

認知症になると記憶障害のほか、料理が作れなくなる、リモコンの操作ができなくなる、今いる場所がわからなくなるなどこれまで普通にできていたことができなくなり、本人は焦り、家族は困惑するケースも増えるでしょう。

しかし、人を思いやる気持ち、楽しい・嬉しいなどの感情やその人らしさは変わりません。認知症になっても自分が家族から必要とされていることが実感できれば、前向きに生活することができます。

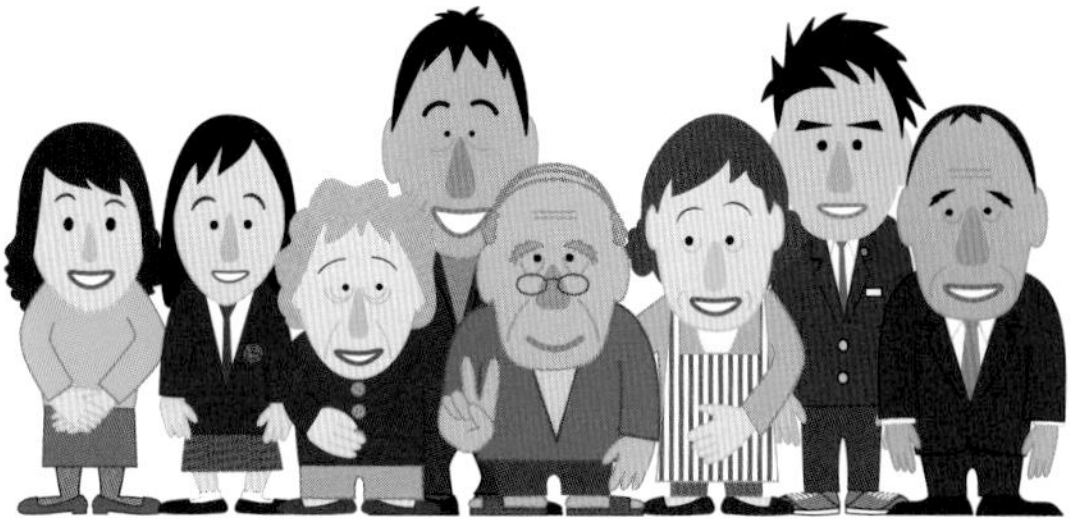

本書で解説したように、認知症にならないような生活習慣・ライフスタイルを実践することが大切ですが、もし認知症と診断されても、それ以上進行しないように適切な治療を受けて、家族と一緒に前向きで愉快な日々を送ることも重要です。

また、軽度認知障害（ＭＣＩ）（→Ｐ64）の段階なら正常域に戻ることもありますから、運動や脳トレなどさまざまな対策に取り組んでください。人から言われていやいややるのではなく、人との関わりの中で楽しみを見つけながら取り組むのがいいですね。

人間誰しも年をとりますが、明るく、楽しく有意義な老後を過ごしたいものです。認知症になっても後ろ向きになることなく、自分の病気をネタに笑いを取るくらいの気持ちでいれば怖いものなしです。必要以上に認知症を恐れることなく、しかし認知症を予防できる対策は行っていきましょう。

**長田 乾**（ながた　けん）
神奈川県生まれ。1978年弘前大学医学部卒業。脳血管研究所美原記念病院神経内科、コロラド大学神経内科、秋田県立脳血管研究センター神経内科学研究部などを経て、2016年より横浜総合病院臨床研究センター長、2020年より横浜市認知症疾患医療センター長。専門分野は、認知症、脳卒中、神経心理学、画像診断。趣味はミニカー蒐集。

## 認知症になりにくい人・なりやすい人の習慣

2023 年 9 月 12 日　第 1 刷発行

著　者　長田 乾
発行人　山本教雄
編集人　向井直人
発　行　メディカル・ケア・サービス株式会社
〒330-6029　埼玉県さいたま市中央区新都心 11-2
ランド・アクシス・タワー 29階
発行発売　株式会社Gakken
〒141-8416 東京都品川区西五反田 2-11-8
印 刷　株式会社共同印刷

この本に関する各種お問い合わせ

- 本の内容については、下記サイトのお問い合わせフォームよりお願いします。
  https://www.mcsg.co.jp/contact/
- 在庫については Tel 03-6431-1250（販売部）
- 不良品（落丁、乱丁）については Tel 0570-000577
  学研業務センター　〒 354-0045 埼玉県入間郡三芳町上富 279-1
- 上記以外のお問い合わせは　Tel 0570-056-710（学研グループ総合案内）

- ニンチショウニナリニクイヒト・ナリヤスイヒトノシュウカン